成無己全書

谷萬里　張梅紅　主編

中醫古籍出版社
Publishing House of Ancient Chinese Medical Books

图书在版编目（CIP）数据

成無己全書 / 谷萬里，張梅紅主編 . —北京：中醫古籍出版社，2024.5

ISBN 978-7-5152-2686-6

Ⅰ . ①成… Ⅱ . ①谷… ②張… Ⅲ . ①《傷寒論》—研究 Ⅳ . ① R222.29

中國國家版本館 CIP 數據核字（2023）第 111494 號

成無己全書

谷萬里　張梅紅　主編

責任編輯　張　磊
文字編輯　莊文元
封面設計　藝點錦秀
出版發行　中醫古籍出版社
社　　址　北京市東城區東直門内南小街 16 號（100700）
電　　話　010-64089446（總編室）010-64002949（發行部）
網　　址　www.zhongyiguji.com.cn
印　　刷　廊坊市靓彩印刷有限公司
開　　本　787mm × 1092mm　16 開
印　　張　32.25　彩插 10 頁
字　　數　382 千字
版　　次　2024 年 5 月第 1 版　2024 年 5 月第 1 次印刷
書　　號　ISBN 978-7-5152-2686-6
定　　價　248.00 圓

《成無己全書》編委會

主　編　谷萬里　張梅紅

副主編　袁恒勇　孫克鋒　谷秋昱

編　委（以姓氏筆畫為序）

尹俊艷　吳　丹　谷秋昱　谷萬里　袁恒勇　孫克鋒

常翠翠　張梅紅　焦　存　劉　梅　劉貫龍

錢序

成無己，山東聊攝人，生於北宋嘉祐治平間（一〇六三或一〇六四年）。金王鼎《注解傷寒論跋》云：『此書乃宋國醫成無己注解，四十餘年方成，所謂完全之書也。後為權貴挈居臨潢，時已九十餘歲矣。』南宋開禧元年（一二〇五）張孝忠《傷寒明理論》跋云：『成公當乙亥丙子歲（一一五五或一一五六），其年九十餘，則必生於嘉祐治平之間。』成無己幼年學醫，卒年九十三歲高齡，一生撰《注解傷寒論》《傷寒明理論》《傷寒明理藥方論》三部著作。

《注解傷寒論》，十卷，是首部全面精湛注釋《傷寒論》的著作，為後世注釋《傷寒論》奠定了基礎。成無己在《注解傷寒論》一書中，運用《內》《難》之學為指導，從理論上闡述了各種證候的病機、治則及處方用藥，成為後世醫家研究《傷寒論》的主要注本之一。

《傷寒明理論》，三卷，凡五十篇，從『發熱』起至『勞復』止，對《傷寒論》中五十個主要症狀，每論一證，均包括釋義、病因、病理、分型、鑒別及不同治法等，一一分析其發生機理、病位病性，鑒別不同原因導致其證的不同表現，為臨床鑒別診斷提供了有益的經驗。

《傷寒明理方論》，一卷，選常用二十方，每方包括方義、方制、藥理、加減及注意事項等。該書在前人的基礎上，明確提出了『十劑』『七方』之名，又認為『惟仲景方一部，最為衆方之祖』。本書闡釋各方的君臣佐使、配伍機理、方劑功效等，雖只分析了《傷寒論》中的二十首方劑，但卻開後世方論之先河，具有重要意義。

今有聊城市人民醫院中醫科主任、中西醫結合研究院常務副院長、成無己研究會會長谷萬里主任醫師，十餘年來致力於成無己事迹的研究發掘，促進了中醫文化的傳播和弘揚。本次由谷萬里主任醫師整理的《成無己全書》共收入以上三部著作，皆選取現存佳善本影印，對弘揚成無己之學有重要意義。現對三部著作分述如下。

一、《注解傷寒論》

本次影印，選用日本天保六年（一八三五）《注解傷寒論》，該書首頁刻以『元板摹刻 注解傷寒論 躋壽館』十二字。『元板摹刻』意為『摹刻元版』。有嚴器之序、增張仲景序，《傷寒論》十卷排門目錄後為《傷寒論》正文。元代版本排門目錄每卷上端皆有花飾，為元版排門目錄通例，而天保本排門目錄每卷上端無花飾。日本天保六年本增《傷寒卒病論集》張仲景序，且于張仲景序結尾處增『漢長沙守南陽張機著』九字。考『漢長沙守張仲景述』句中之『長沙守』三字，始見趙開美《仲景全書》中之《注解傷寒論》，反映日本天保六年翻刻本曾參考趙開美本《注解傷寒論》。元代至正二十五年本每半頁十二行，大字每行二十四字，小字雙行，每行亦二十四字，而天保本每半頁十一行，大字每行二十字，小字雙行，每行亦二十字，顯示非『摹刻元版』也。

天保六年本刪卷首《圖解運氣圖說》。有人認為無《圖解運氣圖說》是日本天保六年所據元代刻本即如此。此說非也。考《運氣圖說》元明版本命名較為隨意。元至正二十五年西園余氏刻本名《圖解運氣圖說》，明王濟川本名《圖解運氣圖》，吳勉學本名《運氣圖解》，趙開美本名《運氣圖解》。但中國元明刊本皆有此圖說，這個圖說在金刻本中已經存在（見王緯序）。中國古代刊行的《注解傷寒論》無刪落者，而日本天保六年本翻刻《注解傷寒論》有意刪落此圖說，反映日本不甚關注運氣理論及圖說。中國現代出版的《注解傷寒論》亦有刪落《運氣圖說》者。人民衛生出版社一九六三年四月第一版、一九七二年重印汪濟川本《注解傷寒論》刪去《運氣圖說》。《出版說明》云：『一九七二年重印時，又刪去了原有的注刻序文二篇，宋刻《傷寒論》敕文一篇，以及卷首所附《圖解運氣圖》。』（按：《出版說明》關於高繼沖時代、成無己時代、《注解傷寒論》刊行時間的介紹均誤。）日本天保六年《注解傷寒論》無《運氣圖說》不是所據底本如此，而是翻刻時有意刪落。近代著名藏書家李盛鐸先生在元至正二十五年本卷首題記中很關注《運氣圖說》之有無，故本文對《運氣圖說》流傳始末簡考之。

一八三五年（道光十五年）天保本刊于日本躋壽館，據《中國中醫古籍總目》統計，中國科學院國家科學圖書館、北京大學圖書館、大連市圖書館、上海圖書館、復旦大學圖書館、揚州市圖書館少數圖書館藏有日本天保六年本。

本文所據之日本天保本，《傷寒論排門目錄》紙有殘缺，存前五行，闕後六行。余所藏日本天保本，封面有『溫知堂醫院藏書』標籤，有『矢數道明藏書』字樣，在後六行處有一長方木印『天保乙未秋躋壽館刻梓』，刻梓時代為西元一八三五年。

日本天保本刻梓精細，行格寬裕，板式甚佳，極為醒目。《藝風藏書續記》稱日本天保本『刻極精』，是研究成無己《注解傷寒論》版本之重要著作。

二、《傷寒明理論》

《傷寒明理論》共三卷，系邢臺好事者鏤版流傳於世者，南宋開禧元年（一二〇五）張孝忠據以翻刻，南宋景定二年（一二六一）建安慶有書堂據張孝忠本翻刻，是為第三次翻刻本。本次影印，選用北京國家圖書館所藏宋景定辛酉建安慶有書堂新刊本為底本，本書為宋刻本，刻印精美。

三、《傷寒明理方論》

《傷寒明理方論》，一卷，本次影印選用國家圖書館所藏清抄本。

錢超塵

壬寅仲夏于藍泉書齋

附：《注解傷寒論》版本流傳一覽表

《注解傷寒論》版本流傳概況（金南宋元明時期）以圖表形式示之（見下页）。

《注解傷寒论》版本流傳一览表

金大定（一一七二）王鼎刻本
→ 南宋張孝忠開禧元年（一二〇五）翻刻
→ 南宋景定二年（一二六一）据張本翻刻
→ 明正德四年（一五〇九）熊宗立翻刻
→ 明嘉靖二十四年（一五四五）汪濟川翻刻
→ 明萬曆戊戌（一五九八）吴勉學翻刻
→ 明萬曆己亥（一五九九）趙開美翻刻
→ 日本天保六年（一八三五）据明版翻刻

金大定（一一七二）王鼎刻本
→ 元大德八年（一三〇四）孝永堂翻刻金本
→ 元至正二十五年（一三六五）翻刻金本
→ 明末清初毛晉手鈔金刻本
→ 清黄丕烈收藏金鈔本

前言

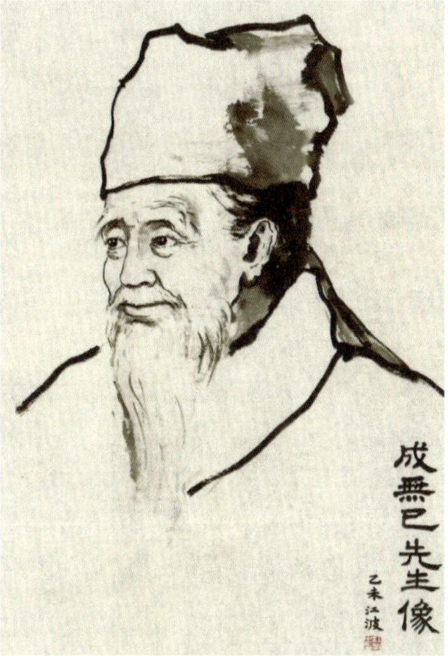

成無己（一〇六三—一一五六），宋金時期偉大的醫學家，因在歷史上第一位全面注解『醫聖』張仲景的《傷寒論》而載入中國醫學史。其著作有三，即《注解傷寒論》（十卷）、《傷寒明理論》（三卷）、《藥方論》（一卷）。

成無己是大宋國醫，金國御醫，蒼生大醫。在成家老字號『成頤堂』坐堂行醫六十餘年，醫術精湛。九十多歲時仍然看病，且『百無一失』。在那個人均壽命不足四十歲的戰亂年代，成無己雖被挈居北國，生活顛沛流離，仍然壽高至九十三歲，可謂頤養有道。因此，成無己被後世尊稱為『國醫亞聖』。

史載，成無己是聊攝人。據考證，『聊』地在今聊城市西北，『攝』地在今聊城茌平區西。早在二十世紀六十年代，著名傷寒學家、山東中醫藥大學李克紹教授就對其學生谷越濤談及成無己在傷寒學術上的歷史貢獻和巨大影響，並說：『成無己是你們聊城人，他的故里具體在哪裏，你可以抽空考查考證。』李克紹先生的囑託一直被谷越濤牢記在心。這是我們的成無己研究之緣起。

二十世紀八十年代，谷越濤利用業餘時間，開始了文獻搜集考證與實地考察工作。他查閱傷寒文獻和地方史志，騎著家裏唯一的交通工具——大金鹿自行車，多次往返數十公里，來到當時的茌平縣，向當地的老人打聽成莊的位置。結果發現，茌平縣有東西兩個成莊。西成莊村又稱老成莊，曾有石碑和牌樓，根據先輩傳下的説法，成家非從山西洪洞縣遷來，乃成莊原住民。有成氏家譜記載：『先祖為攝國臣民，世業醫。』經多方考證，最終確定成無己的故里在今山東省聊城市茌平區洪官屯鎮成莊村。

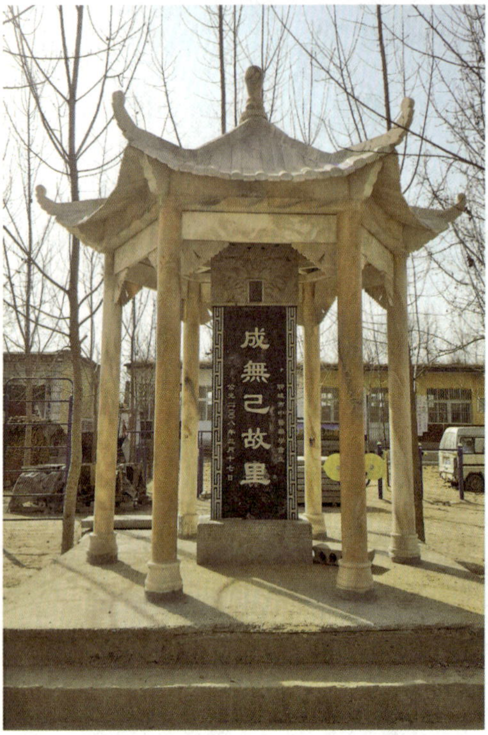

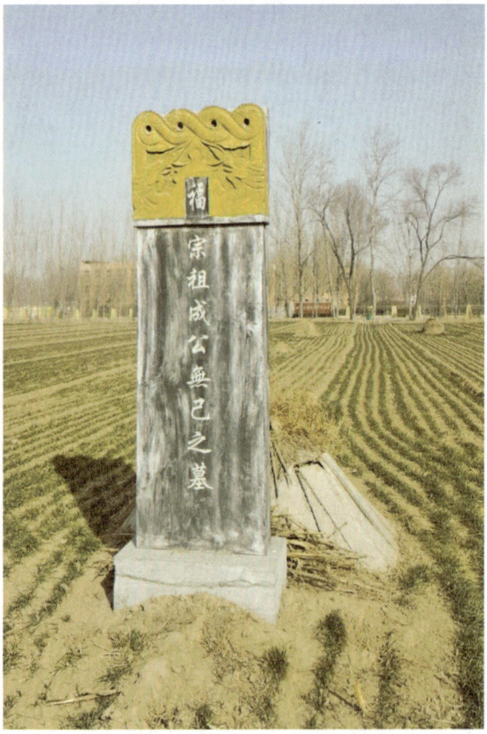

二〇一七年十二月九日，成無己紀念館開館儀式在成無己故里洪屯鎮舉行。這是山東首家以古代名醫命名的紀念館，也是一座中醫藥博物館，並被山東省中醫藥管理局命名為山東省中醫藥文化宣傳教育基地。

錢超塵教授是我國著名中醫訓詁學家、中醫文獻學家，師從著名古漢語專家陸宗達教授，學習以《說文解字》為核心的文字學、音韻學、訓詁學、考據學而成為乾嘉學派正統傳人。錢先生積數十年精力傾注於考據與訓詁中，以文字學、音韻學、訓詁學、目錄學和考據學等作為研究中醫古籍的手段，在中醫文獻研究及中醫經典著作的語言研究方面開拓出許多的新領域，填補了多項學術空白，並對中國傳統文化、中醫古籍相關學科的傳承與普及做了大量工作，積極推進了中醫文獻的研究工作，為中醫學的發展做出了重要貢獻。

《傷寒論》是中醫學靈魂之作，開中醫學辨證論治的先河。錢超塵先生深入研究《傷寒論》，所著《傷寒論文獻通考》即是《傷寒論》多種版本的傳承史。經錢先生考證，通行本《傷寒論》

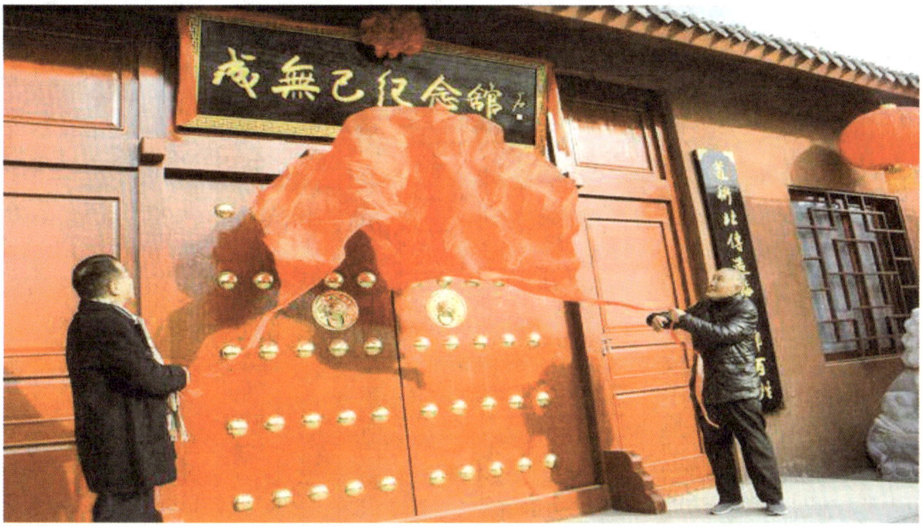

《金匱要略》所有『搏』字全是訛字，正確字形為『摶』（簡化作『抟』）。錢超塵先生多年來對成無己著作、生平、學術思想均有深入研究。

據錢超塵先生考證，一一四二年（金皇統二年壬戌）河南洛陽錦屏山嚴器之《傷寒明理論·序》云：『聊攝成公，家世儒醫，性識明敏，記問該博，撰述《傷寒》，義皆前人未經道者。』一一四四年（皇統四年甲子）在《注解傷寒論·序》中，嚴氏又云：『昨者邂逅聊攝成公，議論該博，術業精通，而有家學，注成《傷寒論》十卷。』一一七二年農曆十月十五日（大定壬辰下元日）王鼎《注解傷寒論·後序》云：『此書乃前宋國醫成無己注解，四十餘年方成，所謂萬全之書也。後為權貴挈居臨潢，時已九十餘歲矣。僕曩緣訪尋舍弟，親到臨潢，寄跡鮑子顒大夫書房百有餘日，目擊公治病，百無一失。』一一七二年（金大定十年壬辰）王緯序云：『今者聊攝成無己先生《注解》，內則明人之經絡，外則合天之運氣，中則說藥之性味，深造運氣之用，錯而綜之，以釋其經，由是仲景之意，較然大著。』一二〇五年（南宋開禧元年）五月甲子日歷陽張孝忠跋成公書云：『成公博極研精，深造自得，本《難》《素》《靈樞》諸書，以發明其奧，因仲景方論，以辨析其理，極表裏虛實陰陽死生之說，藥病輕重去取加減之意，毫髮了無遺恨，誠仲景之忠臣，醫家之大法也。』一一七二年農曆九月重陽日，澠池令魏公衡云：『張仲景所著《傷寒論》，聊攝成無己為之注解，未及刊行而成君不幸去世。』明代徐鎔云：『聊攝七十八歲撰成《明理論》，八十歲時，注完《傷寒論》，未暇注《金匱論》。』嚴器之、魏公衡、王緯、王鼎與成公皆同時人，而嚴器之、王鼎與成公交誼頗厚，則所述皆確切無疑。張孝忠撰跋之時距《注解傷寒論》雕板完成之年（一一七二年）僅三十二年，則孝忠謂『成公當乙亥（一一五五）丙子（一一五六）歲，其年九十餘，則必生於嘉祐（一〇五六—一〇六三）、治平（一〇六四—一〇六七）之間』，亦信實無誤也。綜合以上資料，《醫林列傳》成無己之條，其文取資張孝忠跋語為多。《四庫全書總目提要》卷一〇三云：『明吳勉學刻此書題曰宋人，誤也。』其誤何在？《四庫全書總目提要》云：『無己，聊攝人，生於宋嘉祐、治平間。後聊攝地入于金，遂為金人，至海陵王正隆丙子，年九十餘尚存，見開禧元年歷陽張孝忠跋。』然則聊攝何時陷入金國，成氏較確切生年為何，《注解傷寒論》《傷寒明理論》始撰何時、撰訖何時、何時刊刻，成公何時由故鄉聊攝北徙臨潢、大約卒於何時，等等，均罕論及。今綜考諸序、南宋李心傳《建炎以來系年要錄》及《金史》以考其大略。古語云『知人論事』，謂論其事乃可深知其人其學也。

錢超塵先生在《成無己事迹及其著作追蹤》一文中指出：成無己生於北宋，卒于金，考證其生卒年代，金宋正式簽約，宋將淮河以北地區割讓金國，聊攝淪為金國領地。成無己被劫持到金朝首府臨潢行醫，他隨身攜帶《注解傷寒論》《傷寒明理論》《傷寒明理方論》。成無己充滿愛國情懷，寧死不將所著三書進呈金朝刊行。《注解傷寒論》魏公衡序、王緯序、王鼎後序及《傷寒明理論》嚴器之序，此四序對考證成無己事迹及其著作非常重要。儒生王鼎親至臨潢面見成無己求書未果，終於在一一七二年將《注解傷寒論》在大宋故土首先刊行（刊行時間不是嚴器之寫序的一一四四年）；南宋張孝忠據金刻本《注解傷寒論》《傷寒明理論》《傷寒明理方論》于開禧元年（一二〇五）刊行《成無己全書》；南宋景定二年（一二六一）建安慶有書堂翻刻張孝忠本；元大德八年（一三〇四）孝永堂據金刻本翻刻《注解傷寒論》；

元至正二十五年（一三六五）以金刻本為底本翻刻，保留金刻本某些文字特徵（如『杏仁』金刻本作『杏人』）；明刻本以熊宗立本、汪濟川本、吳勉學本、趙開美本為代表，趙開美本有增字增句；日本天保六年（一八三五）本不是覆刻元本而是覆刻明本。錢老在文中還制定了《注解傷寒論版本流傳一覽表》。

二〇一八年十月二十七日，成無己學術研究會第五次年會暨成無己誕辰九百五十五周年紀念活動在聊城市成無己紀念館隆重舉行。聊城市成無己研究會邀請錢超塵先生來成無己故里、成無己紀念館參加紀念活動和學術會議。在成無己墓碑前，錢超塵先生激動地拿出其所寫的『成無己贊』並高聲朗讀：『亞聖無己，客死臨潢，心懷故國，注解歸鄉，愛國情懷，千古共仰，醫聖亞聖，日月同光。』然後將『成無己贊』贈送給我留作紀念。錢老的題詞現已被成無己紀念館收藏展出（見下圖）。

陪同錢超塵先生前來的還有喻峰編輯，經錢先生提議，我們商定選取最早的刻印清晰、保存完好的善本，由中醫古籍出版社影印出版《成無己全書》，以便為讀者提供一部最優的成無己著作讀本，讓後人全面學習掌握成無己的學術思想。

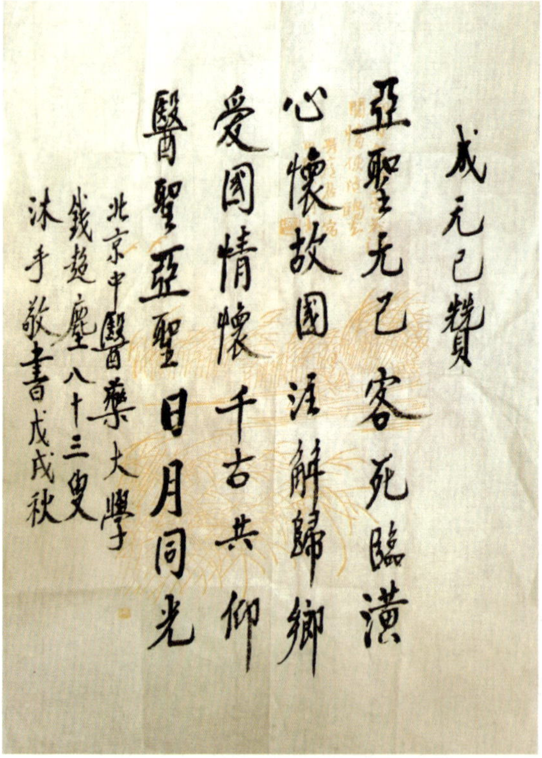

《注解傷寒論》是歷史上第一部全面注解《傷寒論》的著作，以經釋論，源自經典，傳承經典，源頭活水，淵源有自；以論證經，發明而不離宗，創新而不逾矩。明代醫家王肯堂説：『解釋仲景書者，惟成無己最為詳明。』清代醫家汪琥評價説：『成無己注解傷寒論，猶王太僕之注《内經》，所難者惟創始耳。』

經方是體現臨床療效的重要抓手，用好經方就要明傷寒之理。要明傷寒之理，早在宋金時期的成無己就在全面注解《傷寒論》的同時，給後世奉上了《傷寒明理論》，詳細辨析了從發熱到勞復五十個症狀的機理，闡明病機，直指辨證之核心機要，理明而法自出，實乃歷史上第一部鑒别診斷學專著。《藥方論》首開以《黄帝内經》『君臣佐使』『四氣五味』理論解釋經方之先河，示後人以組方規矩，正如清代醫家汪昂在《醫方集解》序中所説：『方之有解，始于成無己。』清代醫家費伯雄更在其《醫方論》序中評價説：『有方即有柄，自仲景始也；有方更有論，自成無己始也。』

成無己的《傷寒明理論》《傷寒明理方論》是與《注解傷寒論》同等重要的著作，欲明成氏《注解傷寒論》的深奥含義，必須同時參閲此兩書。成無己之三部著作——《注解傷寒論》《傷寒明理論》《藥方論》猶鼎之三足，卓然而立且意藴深遂。從《注解傷寒論》到《傷寒明理論》，再到《藥方論》，一氣貫通，讓後人從讀懂，到明理，再落實到處方，體現了中醫學『理法方藥』一以貫之的學術特色，可謂用心良苦。

二〇二一年七月二十四日，我與成無己紀念館袁恒勇館長來到北京，到錢超塵先生家中拜訪，討論了《成無己全書》的出版事宜，商定了版本。錢老將其珍藏的日本《東方醫學善本叢書》中的《傷寒明理論》《藥方論》影印本給我們，供影印出版使用。錢老指出，讀書貴得佳本，以《注解傷寒論》言之，汪濟川本、吳勉學本、趙開美本均非佳本，唯元刊本《傷寒論注解》最稱佳善。建議《注解傷寒論》採用中醫古籍出版社影印的《覆元版注解傷寒論》，因其字迹較為清爽。這樣，成無己著作『三部曲』的版本就確定了下來。我請錢老題字，作為紀念。

國医亞圣
惟屬成公
仁被萬世
垂教無窮

錢超塵
2021.7.24
北京

成無己經方流派傳承工作室　谷萬里

二〇二二年十月十八日于成無己故里聊城

目録

覆元本注解傷寒論

註解傷寒論序

夫前聖有作後必有繼而述之者則其
教乃得著于世矣醫之道源自炎黃以
至神之妙始興經方繼而伊尹以元聖
之才撰成湯液俾黎庶之疾疢咸遂蠲
除使萬代之生靈普蒙拯濟後漢張仲
景又廣湯液為傷寒卒病論十數卷然
後醫方大備茲先聖後聖若合符節至

晉大醫令王叔和以仲景之書撰次成敘得為完秩昔人以仲景方一部為衆方之祖蓋能繼述先聖之所作迄今千有餘年不墜於地者又得王氏闡明之力也傷寒論十卷其言精而奥其法簡而詳非寡聞淺見所能賾究後雖有學者又各自名家未見發明僕忝醫業自幼徂老耽味仲景之書五十餘年矣雖

粗得其門而近升乎堂然未入於室常
為之慊然昨者解后聊攝成公議論該
博術業精通而有家學註成傷寒十卷
出以示僕其三百九十七法之內分析
異同彰明隱奧調陳脉理區別陰陽使
表裏以昭然俾汗下而灼見百一十二
方之後通明名號之由彰顯藥性之主
十劑輕重之攸分七情制用之斯見別

氣味之所宜明補瀉之所適又皆引內經旁牽衆說方法之辨莫不允當寔前賢所未言後學所未識是得仲景之深意者也昔所謂慊然者今悉達其奧矣親覩其書誠難默默不揆荒蕪聊序其略時甲子中秋日洛陽嚴器之序

傷寒卒病論集

論曰、余每覽越人入虢之診、望齊侯之色、未嘗不慨然歎其才秀也、恠當今居世之士、曾不留神醫藥、精究方術、上以療君親之疾、下以救貧賤之厄、中以保身長全、以養其生、但競逐榮勢、企踵權豪、孜孜汲汲、惟名利是務、崇飾其末、忽棄其本、華其外而悴其內、皮之不存、毛將安附焉、卒然遭邪風之氣、嬰非常之疾、患及禍至、而方震慄、降志屈節、欽望巫祝、告窮歸天、束手受敗、賫百年之壽命、持至貴之重器、委付凡醫、恣其所措、咄嗟嗚呼、厥身已斃、神明消滅、變爲異物、幽潛重泉、徒爲啼泣、痛夫、舉世昏迷、莫能覺悟、不惜其命若是輕生彼何榮勢之云哉而進不能愛人知人退不能愛身知巳遇災值禍身居厄地蒙蒙昧昧惷若遊魂哀乎趨世之士馳競浮華不固根本忘軀徇物危若冰谷至於是也余宗族素多向餘二百建安紀年以來猶未十稔其死亡者三分有二傷寒十居其七感往昔之淪喪傷橫夭之莫救乃勤求古訓博採衆方撰用素問九卷八十一難陰陽大論胎臚藥録并平脉辨證爲傷寒雜病論合十六卷雖未能盡愈諸病庶可以見病知源若能尋余所集思過半矣夫天布五行以運萬類人稟五常以有五臟經絡府俞陰陽會通玄冥幽微變化難極自非才高識

妙豈能探其理致哉、上古有神農黃帝岐伯伯高雷
公少俞少師仲文、中世有長桑扁鵲、漢有公乘陽慶
及倉公、下此以往、未之聞也、觀今之醫、不念思求經
旨、以演其所知、各承家技、終始順舊、省疾問病、務在
口給、相對斯須、便處湯藥、按寸不及尺、握手不及足、
人迎趺陽、三部不參、動數發息、不滿五十、短期未知
決診、九候曾無髣髴、明堂闕庭、盡不見察、所謂窺管
而已、夫欲視死別生、實爲難矣、孔子云、生而知之者
上、學則亞之、多聞博識、知之次也、余宿尚方術、請事
斯語、漢長沙守南陽張機著。

傷寒論十卷排門目錄

傷寒論排門目録

註解傷寒論卷第一

仲景述　王叔和撰次　成無已註解

辨脈法第一

問曰：脉有陰陽者，何謂也？答曰：凡脉大、浮、數、動、滑，此名陽也；脉沉、濇、弱、弦、微，此名陰也。凡陰病見陽脉者生，陽病見陰脉者死。內經曰：微妙在脉，不可不察，察之有紀，從陰陽始，始之有經，從五行生。茲首論脉之陰陽者，以脉從陰陽始故也。陽脉有五，陰脉有五，以脉從五行生故也。陽道常饒，大、浮、數、動、滑五者，比之平脉也有餘，故謂之陽；陰道常乏，沉、濇、弱、弦、微五者，比之平脉也不及，故謂之陰。傷寒之爲病，邪在表則見陽脉，邪在裏則見陰脉。陰病見陽脉而主生者，則邪氣自裏之表，欲汗而解也，如厥陰中風，脉微浮爲欲愈，不浮爲未愈者是也。陽病見陰脉而主死者，則邪氣自表入裏，正虛邪勝，如讝言妄語，脉沉細者死是也。金匱要略曰：諸病在外者可治，入裏者即死。此之謂也。

問曰：脉有

陽結陰結者何以別之答曰其脉浮而數能食不大便者此爲實名曰陽結也期十七日當劇其脉沈而遲不能食身體重大便反鞕名曰陰結也期十四日當劇結者氣偏結固陰陽之氣不得而雜之陰中有陽陽中有陰陰陽相雜以爲和不相雜以爲結浮數陽脉也能食而不大便裏實也爲陽氣結固陰不得而雜之是名陽結沈遲陰脉也不能食身體重陰病也陰病見陰脉則當下利今大便鞕者爲陰氣結固陽不得而雜之是名陰結論其數者傷寒之病一日太陽二日陽明三日少陽四日太陰五日少陰六日厥陰至六日爲傳經盡七日當愈七日不愈者謂之再經言再經者再自太陽而傳至十二日再至厥陰爲傳經盡十三日當愈十三日不愈者謂之過經言再過太陽之經亦以次而傳之也陽結爲火至十七日傳少陰水水能制火火邪解散則愈陰結屬水至十四日傳陽明土土能制水水邪解散則愈彼邪氣結甚水又不能制火土又不能制水故當劇內經曰一候後則病二候後則病甚三候後則病危也問曰病有洒淅惡寒而復

發熱者何荅曰陰脉不足陽往從之陽脉不足陰往乗之曰何謂陽不足荅曰假令寸口脉微名曰陽不足陰氣上入陽中則洒淅惡寒也曰何謂陰不足荅曰假令尺脉弱名曰陰不足陽氣下陷入陰中則發熱也一陰一陽謂之道偏陰偏陽謂之疾陰偏不足則陽得而從之陽偏不足則陰得而乗之陽不足則陰氣上入陽中爲惡寒者陰勝則寒矣陰不足則陽氣下陷入陰中爲發熱者陽勝則熱矣陽脉浮陰脉弱者則血虛血虛則筋急也陽爲氣陰爲血陽脉浮者衛氣強也陰脉弱者榮血弱也難經曰氣主呴之血主濡之血虛則不能濡潤筋絡故筋急也其脉沉者榮氣微也内經云脉者血之府也脉實則血實脉虛則血虛此其常也脉沉者知榮血內微也其脉浮而汗出如流珠者衛氣衰也鍼經云衛氣者所以温分肉充皮毛肥腠理司開闔者也脉浮汗出如流珠者腠理不密開闔不司爲衛氣外衰也浮主候衛沈主者

候榮以浮沉別榮衛之衰微理固然矣然而衰甚於微所以於榮言微而衛言衰者以其汗出如流珠爲陽氣外脫所以衛病甚於榮也

榮氣微者加燒針則血流不行更發熱而躁煩也衛陽也榮陰也燒針益陽而損陰榮氣微者謂陰虛也內經曰陰虛而內熱方其內熱又加燒針以補陽不惟兩熱相合而榮血不行必更外發熱而內躁煩也

脉藹藹如車蓋者名曰陽結也藹藹如車蓋者大而厭厭聶聶也爲陽氣鬱結於外不與陰氣和雜也

脉纍纍如循長竿者名曰陰結也纍纍如循長竿者連連而強直也爲陰氣鬱結於內不與陽氣和雜也

脉瞥瞥如羹上肥者陽氣微也輕浮而主微也

脉縈縈如蜘蛛絲者陽氣衰也縈縈滯也若縈縈惹惹之不利也如蜘蛛絲者至細也微爲陽微細爲陽衰脉要曰微爲氣痞是未至於衰內經曰細則氣少以至細爲陽衰宜矣

脉綿綿如瀉漆之絕者亡其血也綿綿者連綿而軟也如瀉漆之絕者前大而後細也正理論曰天樞開發精移氣變陰陽交會胃和脉生脉復生也陽氣

先至陰氣後至則脉前爲陽氣後爲陰氣脉來前大後細爲陽氣有餘而陰氣不足是知亡血脉來緩時一止復來者名曰結脉來數時一止復來者名曰促脉陽盛則促陰盛則結此皆病脉脉一息四至曰平一息三至曰遲小駛於遲曰緩一息六至曰數時有一止者陰陽之氣不得相續也陽行也速陰行也緩緩以候陰若陰氣勝而陽不能相續則脉來緩而時一止數以候陽若陽氣勝而陰不能相續則脉來數而時一止傷寒有結代之脉動而中止不能自還爲死脉此結促之脉止是陰陽偏勝而時有一止即非脫絶而止云此皆病脉陰陽相搏名曰動陽動則汗出陰動則發熱形冷惡寒者此三焦傷也動爲陰陽相搏方其陰陽相搏而虛者則動陽動爲陽虛故汗出陰動爲陰虛故發熱也如不汗出發熱而反形冷惡寒者三焦傷也三焦者原氣之別使主行氣於陽三焦既傷則陽氣不通而微致身冷而惡寒也金匱要略曰陽氣不通即身冷經曰陽微則惡寒若數脉見于關上上下無頭尾如豆大厥厥動搖

者名曰動也脉經云陽出陰入以關爲界關爲陰陽之中也若數脉見於關上上下无頭尾如豆大厥厥動揺者是陰陽之氣相搏也故名曰動陽脉浮大而濡陰脉浮大而濡陰脉與陽脉同等者名曰緩也陽脉寸口也陰脉尺中也上下同等無有偏勝者是陰陽之氣和緩也非若遲緩之有邪也陰陽偏勝者爲結爲促陰陽相搏者爲動陰陽氣和者爲緩學者不可不知也

脉浮而緊者名曰弦也弦者狀如弓弦按之不移也脉緊者如轉索無常也脉經云弦與緊相類以弦爲虛故雖緊如弦而按之不移不移則不足也經曰弦則爲減以緊爲實是切之如轉索無常而不散金匱要略曰脉緊如轉索無常者有宿食也

脉弦而大弦則爲減大則爲芤減則爲寒芤則爲虛寒虛相搏此名爲革婦人則半產漏下男子則亡血失精弦則爲減減則爲寒寒者謂陽氣少也大則爲芤芤則爲虛虛者謂血少不足也所謂革者言其既寒且虛則氣血改革不循常度男子得之爲真陽減而不能內固故主亡血失精婦人

得之為陰血虛而不能滋養故主半產漏下　問曰病有戰而汗出因得解者何也荅曰脉浮而緊按之反芤此為本虛故當戰而汗出也其人本虛是以發戰以脉浮故當汗出而解也浮為陽緊為陰芤為虛陰陽爭則戰邪氣將出邪與正爭其人本虛是以發戰正氣勝則戰巳復發熱而大汗解也　若脉浮而數按之不芤此人本不虛若欲自解但汗出耳不發戰也浮數陽也本實陽勝邪不能與正爭故不發戰也　問曰病有不戰而汗出解者何也荅曰脉大而浮數故知不戰汗出而解也陽勝則熱陰勝則寒陰陽爭則戰脉大而浮數皆陽也陽氣全勝陰無所爭何戰之有　問曰病有不戰不汗出而解者何也荅曰其脉自微此以曾經發汗若吐若下若亡血以內無津液此陰陽自和必自愈故不戰不汗出而

解也脉微者邪氣微也邪氣已微正氣又弱脉所以微既經發汗吐下亡陽亡血內無津液則不能作汗得陰陽氣和而自愈也問曰傷寒三日脉浮數而微病人身凉和者何也荅曰此爲欲解也解以夜半脉浮而解者濈然汗出也脉數而解者必能食也脉微而解者必大汗出也傷寒三日陽去入陰之時病人身熱脉浮數而大邪氣傳也若身凉和脉浮數而微者則邪氣不傳而欲解也解以夜半者陽生於子也脉浮主濈然汗出而解者邪從外散也脉數主能食而解者胃氣和也脉微主大汗出而解者邪氣微也問曰脉病欲知愈未愈者何以別之荅曰寸口關上尺中三處大小浮沉遲數同等雖有寒熱不解者此脉陰陽爲和平雖劇當愈三部脉均等即正氣已和雖有餘邪何害之有立夏得洪大脉是其本位其人病身體苦疼重者須發其汗若明日身不疼不

重者不須發汗若汗濈濈自出者明日便解矣何以言之立夏得洪大脉是其時脉故使然也四時倣此

脉來應時爲正氣内固雖外感邪氣但微自汗出而亦解尔内經曰脉得四時之順者病無他

問曰凡病欲知何時得何時愈荅曰假令夜半得病明日日中愈日中得病夜半愈何以言之日中得病夜半愈者以陽得陰則解也夜半得病明日日中愈者以陰得陽則解也

日中得病者陽受之夜半得病者陰受之陽不和得陰則和是解以夜半陰不和得陽則和是解以日中經曰用陽和陰用陰和陽

寸口脉浮爲在表沉爲在裏數爲在府遟爲在藏假令脉遟此爲在藏也

經曰諸陽浮數爲乘府諸陰遟濇爲乘藏

趺陽脉浮而濇少陰脉如經也其病在脾法當下利何以知之若脉浮大者氣實血虛

也今趺陽脉浮而濇故知脾氣不足胃氣虛也以少
陰脉弦而浮纔見此爲調脉故稱如經也若反滑而
數者故知當屎膿也趺陽者胃之脉診得浮而濇者脾胃不足也浮者以爲氣實濇者
以爲血虛者此非也經曰脉浮而大浮爲氣實大爲血虛若脉浮大當爲氣實血虛今趺陽脉浮而濇浮則胃虛濇則
脾寒脾胃虛寒則穀不消而水不別法當下利少陰腎脉也腎爲脾之子爲肝之母浮爲肺脉弦爲肝脉少陰脉弦而浮
爲子母相生故云調脉若滑而數者則客熱在下焦使血流腐而爲膿故屎膿也寸口脉浮
而緊浮則爲風緊則爲寒風則傷衛寒則傷榮榮衛
俱病骨節煩疼當發其汗也脉經云風傷陽寒傷陰衛爲陽榮爲陰風爲陽
寒爲陰各從其類而傷也易曰水流濕火就燥者是矣衛得風則熱榮得寒則痛榮衛俱病故致骨節煩
疼當與麻黄湯發汗則愈趺陽脉遲而緩胃氣如經也趺陽脉浮
而數浮則傷胃數則動脾此非本病醫特下之所爲

也榮衛內陷其數先微脉反但浮其人必大便鞕氣噫而除何以言之本以數脉動脾其數先微故知脾氣不治大便鞕氣噫而除今脉反浮其數改微邪氣獨留心中則飢邪熱不殺穀潮熱發渴數脉當遲緩脉因前後度數如法病者則飢數脉不時則生惡瘡

也經常也趺陽之脉以候脾胃故遲緩之脉爲常若脉浮數則爲醫妄下以傷胃動脾邪氣乘虛內陷也邪在表則見陽脉邪在裏則見陰脉邪在表之時脉浮而數也因下裏虛榮衛內陷邪客於脾以數則動脾今數先微則是脾邪先陷於裏也胃虛脾熱津液乾少大便必鞕鍼經曰脾病善噫得後出餘氣則快然而衰今脾客邪熱故氣噫而除脾能磨消水穀今邪氣獨留於脾脾氣不治心中雖飢而不能殺穀也脾主爲胃行其津液脾爲熱爍故潮熱而發渴也趺陽之脉本遲而緩因下之後變爲浮數榮衛內陷數復改微是脉因前後度數如法邪熱內陷於脾而心中善飢也數脉不時者爲數當改微而復不微如此

則是邪氣不傳於裏但鬱於榮衛之中必出自肌皮爲惡瘡也師曰病人脉微而濇者此爲醫所病也大發其汗又數大下之其人亡血病當惡寒後乃發熱無休止時夏月盛熱欲着複衣冬月盛寒欲裸其身所以然者陽微則惡寒陰弱則發熱此醫發其汗令陽氣微又大下之令陰氣弱五月之時陽氣在表胃中虛冷以陽氣內微不能勝冷故欲着複衣十一月之時陽氣在裏胃中煩熱以陰氣內弱不能勝熱故欲裸其身又陰脉遲濇故知亡血也微爲亡陽濇則無血不當汗而強與汗之者令陽氣微陰氣上入陽中則惡寒故曰陽微則惡寒不當下而強與下之者令陰氣弱陽氣下陷入陰中則發熱故曰陰弱則發熱氣爲陽血爲陰陽脉以候氣陰脉以候血陰脉遲濇爲榮血不足故知亡血經曰尺脉遲者不可發汗以榮氣不足血少故也

脉浮而大心下反鞕有熱屬藏者攻之不令發汗浮大之脉當責邪在表若心下反鞕者則熱已甚而內結也有熱屬藏者為別无虛寒而但見裏熱也藏屬陰為悉在裏故可下之攻之謂下之也不可謂脉浮大更与發汗病源曰熱毒氣乘心〻下痞滿此為有實宜速下之屬府者不令溲數溲數則大便鞕汗多則熱愈汗少則便難脉遲尚未可攻雖心下鞕若餘无裏証但見表證者為病在陽謂之屬府當先解表然後攻痞溲小便也勿為飲結而利小便使其溲數大便必鞕也經曰小便數者大便必鞕謂走其津液也汗多則邪氣除而熱愈汗少則邪熱不尽又走其津液必使難也鞕家當下設脉遲則未可攻以遲為不足即裏氣未實故也

脉浮而洪身汗如油喘而不休水漿不下形體不仁乍靜乍亂此為命絕也病有不可治者為邪氣勝於正氣也內經曰大則邪至又曰大則病進脉浮而洪者邪氣勝也身汗如油喘而不休者正氣脫也四時以胃氣為本水漿不下者胃氣尽也一身以榮衛為充形體不仁者榮衛絕也不仁為

痛痒俱不知也針經曰榮衛不行故爲不仁爭則乱安則靜〻靜〻乱者正与邪爭正負邪勝也正氣已
脫胃氣又尽榮衛俱絕邪氣獨勝故曰命絕也又未知何藏先受其災若汗
出髮潤喘不休者此爲肺先絕也肺爲氣之主爲津液之帥汗出髮潤
者津脫也喘不休者氣脫也陽反獨留形體如煙熏直視搖頭者
此心絕也肺主氣心主血氣爲陽血爲陰陽反獨留者則爲身大熱是血先絕而氣獨在也
形躰如煙熏者爲身无精華是血絕不榮於身也心脉使咽系目直視者心經絕也頭爲諸陽之會搖頭
者陰絕而陽无根也脣吻反青四肢漐習者此爲肝絕也脣吻者脾
之候肝色青肝絕則真色見於所勝之部也四肢者脾所主肝主筋肝絕則筋脉引急發於所勝之分也
漐習者爲振動若搐搦手足時〻引縮也環口黧黑柔汗發黃者此爲脾
絕也脾主口脣絕則精華去故環口黧黑柔爲陰柔汗冷汗也脾胃爲津液之本陽氣之宗柔汗發
黃者脾絕而陽脫真色見也溲便遺失狂言目反直視者此爲腎

絶也腎司開闔禁固便溺洩便遺失者腎絶不能約制也腎藏志狂言者志不守也内經曰狂言者是失志矣失志者死鍼經曰五藏之精氣皆上注於目骨之精爲瞳子目反直視者腎絶則骨之精不榮於瞳子而瞳子不轉也又未知何藏陰陽前絶若陽氣前絶陰氣後竭者其人死身色必青陰氣前絶陽氣後竭者其人死身色必赤腋下温心下熱也陽主熱而色赤陰主寒而色青其人死也身色青則陰未離乎体故曰陰氣後竭身色赤腋下温心下熱則陽未離乎体故曰陽氣後渇鍼經曰人有兩死而无兩生此之謂也寸口脉浮大而醫反下之此爲大逆浮則無血大則爲寒寒氣相搏則爲腸鳴醫乃不知而反飲冷水令汗大出水得寒氣冷必相搏其人即餲經云脉浮大應發汗若反下之爲大逆浮大之脉邪在表也當發其汗若反下之是攻其正氣邪氣得以深入故爲大逆浮則无血者下後亡血也大則爲寒者邪氣獨在也寒邪因裏虚而入寒

氣相搏乃爲腸鳴醫見脉大以爲有熱飲以冷水欲令水寒勝熱而作大汗裏先虛寒又得冷水水寒相搏使中焦之氣濇滞故令饐也趺陽脉浮浮則爲虛浮虛相搏故令氣饐言胃氣虛竭也脉滑則爲噦此爲醫咎責虛取實守空迫血脉浮鼻中燥者必衄也趺陽脉浮爲饐脉滑爲噦皆醫之咎責虛取實之過也內經曰陰在內陽之守也陽在外陰之使也發汗攻陽亡津液而陽氣不足者謂之守空經曰表氣微虛裏氣不守故使邪中於陰也陰不爲陽守邪氣因得而入之內搏陰血陰失所守血乃妄行未知從何道而出若脉浮鼻燥者知血必從鼻中出也諸脉浮數當發熱而洒淅惡寒若有痛處飲食如常者畜積有膿也浮數之脉主邪在經當發熱而洒淅惡寒病人一身尽痛不欲飲食者傷寒也若雖發熱惡寒而痛偏着一处飲食如常者即非傷寒是邪氣鬱結於經絡之間血氣壅遏不通欲畜聚而成癰膿也脉浮而遲面熱赤而戰惕者六七日當汗出而解反發熱者

差遲遲爲無陽不能作汗其身必痒也脉浮面熱赤者邪氣外浮於表也脉遲戰惕者本氣不足也六七日爲邪傳經尽當汗出而解之時若當汗不汗反發熱者爲裏虛津液不多不能作汗既不汗邪無從出是以差遲發熱爲邪氣浮於皮膚必作身痒也經曰以其不能得小汗出故其身必痒也寸口脉陰陽俱緊者法當清邪中於上焦濁邪中於下焦清邪中上名曰潔也濁邪中下名曰渾也陰中於邪必内慄也表氣微虛裏氣不守故使邪中於陰也陽中於邪必發熱頭痛項強頸攣腰痛脛酸所爲陽中霧露之氣故曰清邪中上濁邪中下陰氣爲慄足膝逆冷便溺妄出表氣微虛裏氣微急三焦相溷内外不通上焦怫鬱藏氣相熏口爛食齗也中焦不治胃氣上衝脾氣不轉胃中爲濁榮衛

不通血凝不流若衛氣前通者小便赤黄與熱相摶因熱作使遊於經絡出入藏府熱氣所過則爲癰膿若陰氣前通者陽氣厥微陰無所使客氣内入嚏而出之聲嗢咽塞寒厥相逐爲熱所擁血凝自下狀如豚肝陰陽俱厥脾氣孤弱五液注下下焦不闔清便下重令便數難臍築湫痛命將難全浮爲陽沈爲陰陽脉緊則霧露之氣中於上焦陰脉緊則寒邪中於下焦上焦者太陽也下焦者少陰也發熱頭痛項強頸攣腰疼脛酸者霧露之氣中於太陽之經也濁邪中下陰氣爲慄足脛逆冷便溺妄出者寒邪中於少陰也因表氣微虚邪入而客之又裏氣不守邪乘裏弱遂中於陰陰虚遇邪内爲懼慄致氣微急矣内經曰陽病者上行極而下陰病者下行極而上此上焦之邪甚則下干中焦下焦之邪甚則上干中焦由是三焦溷乱也三焦主持諸氣三焦既相溷乱則内外之氣俱不得通膻中爲陽氣之海氣因不得通於内外怫鬱於上焦

而爲熱与藏相熏口爛食斷内經曰腸熱不使上爲門便是中焦爲上下二焦之邪溷乱則不得平治中焦在胃之中中焦失治胃氣因上衝也脾坤也坤助胃氣磨消水穀脾氣不轉則胃中水穀不得磨消故胃中濁也金匱要略曰穀氣不消胃中苦濁濁榮者水穀之精氣也衛者水穀之悍氣也氣不能布散致榮衛不通血凝不流衛氣者陽氣也榮血者陰氣也陽主爲熱陰主爲寒衛氣前通者陽氣先通而熱氣得行也内經曰膀胱者津液藏焉化則能出以小便赤黄知衛氣前通也熱氣与衛氣相搏而行出入藏府遊於經絡經絡客熱則血凝肉腐而爲癰膿此見其熱氣得行若陰氣前通者則不然陽在外爲陰之使因陽氣厥微陰無所使遂陰氣前通也内經曰陽氣者衛外而爲固也陽氣厥微則不能衛外寒氣因而客之鼻者肺之候肺主聲寒氣内入者客於肺經則嚏而出之聲嗢咽塞寒者外邪也厥者内邪也外内之邪合并相逐爲熱則血凝不流今爲熱所擁使血凝自下如豚肝也上焦陽氣厥下焦陰氣厥二氣俱厥不相順接則脾氣獨弱不能行化氣血滋養五藏五藏俱虛而五液注下鍼經曰五藏不和使液溢而致下流於陰闔合也清圊也下焦氣脫而不合故數便而下重於臍爲生氣之原臍築湫痛則生氣欲絶故曰

命將難全

脉陰陽俱緊者口中氣出脣口乾燥踡卧足冷鼻中涕出舌上胎滑勿妄治也到七日已來其人微發熱手足溫者此爲欲解或到八日已上反大發熱者此爲難治設使惡寒者必欲嘔也腹内痛者必欲利也脉陰陽俱緊爲表裏客寒寒爲陰得陽則解口中氣出脣口乾燥者陽氣漸復正氣方溫也雖尓然而陰未盡散踡卧足冷鼻中涕出舌上滑胎知陰猶在也方陰陽未分之時不可妄治以偏陰陽之氣到七日已來其人微發熱手足溫者爲陰氣已絶陽氣得復是爲欲解若過七日不解到八日已上反發大熱者爲陰極變熱邪氣勝正故云難治陽脉緊者寒邪發於上焦上焦主外也陰脉緊者寒邪發於下焦下焦主内也設使惡寒者上焦寒氣勝是必欲嘔也腹内痛者下焦寒氣勝是必欲利也

脉陰陽俱緊至於吐利其脉獨不解緊去人安此爲欲解若脉遲至六七日不欲食此爲晚發水停故也爲未

解食自可者爲欲解脉陰陽俱緊爲寒氣甚於上下至於吐利之後緊脉不罷者爲其脉獨不解緊去則人安爲欲解若脉遅至六七日不欲食者爲吐利後脾胃大虛内經曰飲入於胃遊益精氣上輸於脾脾氣散精上歸於肺通調水道下輸膀胱水精四布五經並行脾胃氣強則能輸散水飲之氣若脾胃氣虛則水飲内停也所謂晚發者後來之疾也若至六七日而欲食者則脾胃已和寒邪已散故云欲解

病六七日手足三部脉皆至大煩而口噤不能言其人躁擾者必欲解也煩熱也傳經之時病人身大煩口噤不能言内作躁擾則陰陽爭勝若手足三部脉皆至爲正氣勝邪氣微陽氣復寒氣散必欲解也

若脉和其人大煩目重瞼内際黄者此爲欲解也脉經曰病人兩目皆有黄色起者其病方愈病以脉爲主若目黄大煩脉不和者邪勝也其病爲進目黄大煩而脉和者爲正氣已和故云欲解

脉浮而數浮爲風數爲虛風爲熱虛爲寒風虛相搏則洒淅惡寒也内經曰有者爲實无者爲虛氣并則无血血并則无

氣風則傷衛數則无血浮數之脉風邪并於衛衛勝則榮虛也衛爲陽風搏於衛所以爲熱榮爲陰榮氣虛所以爲寒風并於衛者發熱惡寒之證具矣

脉浮而滑浮爲陽滑爲實陽實相搏其脉數疾衛氣失度浮滑之脉數疾發熱汗出者此爲不治

浮爲邪氣并於衛而衛氣勝滑爲邪氣并於榮而榮氣實邪氣勝實擁於榮衛則榮衛行速故脉數疾一息六至曰數平人脉一息四至衛氣行六寸今一息六至則衛氣行九寸計過平人之半是脉數疾知衛氣失其常度也浮滑數疾之脉發熱汗出而當解若不解者精氣脫也必不可治經曰脉陰陽俱盛大汗出不解者死

傷寒欬逆上氣其脉散者死謂其形損故也

千金方云以喘嗽爲欬逆上氣者肺病散者心脉是心火刑於肺金也内經曰心之肺謂之死陰死陰之屬不過三日而死以形見其損傷故也

平脉法第二

問曰脉有三部陰陽相乘榮衛血氣在人體躬呼吸

出入上下，於中因息遊布津液流通隨時動作効象形容春弦秋浮冬沉夏洪察色觀脉大小不同一時之間變無經常尺寸參差或短或長上下乖錯或存或亡病輒改易進退低昂心迷意惑動失紀綱願爲具陳令得分明師曰子之所問道之根源脉有三部尺寸及關寸爲上部關爲中部尺爲下部榮衛流行不失衡銓衡銓者稱也可以稱量輕重內經曰春應中規夏應中矩秋應中衡冬應中權榮行脉中衛行脉外榮衛與脉相隨上下應四時不失其常度腎沉心洪肺浮肝弦此自經常不失銖分腎北方水王於冬而脉沉心南方火王於夏而脉洪肺西方金王於秋而脉浮肝東方木王於春而脉弦此爲經常銖分之不差也出入升降漏刻周旋水下二刻一周循環人身之脉計長一十六丈二尺一呼脉行三寸一吸脉行三寸一呼一吸爲一息脉行六寸一

一日一夜漏水下百刻，人一萬三千五百息，脈行八百一十丈，五十度周於身。則一刻之中，人一百三十五息，脈行八丈一尺；水下二刻，人二百七十息，脈行一十六丈二尺，一周於身也。脈經之行，終而復始，若循環之無端也。當復寸口，虛實見焉。經脈之始，從中焦注于手太陰寸口，二百七十息，脈行一周身，復還至於寸口，寸口為脈之終始，故以診視虛實焉。經曰：虛實死生之要，皆見於寸口之中。變化相乘，陰陽相干。風則浮虛，寒則牢堅；沈潛水滀，支飲急弦；動則為痛，數則熱煩。風傷陽，故脈浮虛；寒傷陰，故脈牢堅。畜積於內者，謂之水滀，故脈沈潛；支散於外者，謂之支飲，故脈急弦。動則陰陽相搏，相搏則痛生焉。數為陽邪氣勝，陽勝則熱煩焉。設有不應，知變所緣。三部不同，病各異端。脈與病不相應者，必緣傳變之所致。三部以候五藏之氣，隨部察其虛實焉。太過可怪，不及亦然。邪不空見，中必有姦。審察表裏，三焦別焉。知其所舍，消息診看，料度府藏，獨見若神。為子條記，

傳與賢人太過不及之脉皆有邪氣干於正氣審看在表在裏入府入藏隨其所舍而治之

師曰：呼吸者，脉之頭也。難經曰一呼脉行三寸一吸脉行三寸以脉隨呼吸而行故言脉之頭也

初持脉來疾去遲，此出疾入遲，名曰內虛外實也。初持脉來遲去疾，此出遲入疾，名曰內實外虛也。外爲陽內爲陰內經曰來者爲陽去者爲陰是出以候外入以候內疾爲有餘有餘則實遲爲不足不足則虛來疾去遲者陽有餘而陰不足故曰內虛外實來遲去疾者陽不足而陰有餘故曰內實外虛

問曰：上工望而知之，中工問而知之，下工脉而知之，願聞其說。師曰：病家人請云，病人苦發熱，身體疼，病人自卧，師到，診其脉沈而遲者，知其差也。何以知之？表有病者，脉當浮大，今脉反沈遲，故知愈也。望以觀其形證問以知其所苦脉以別其表裏病苦發熱身疼邪在表也當卧不安而脉浮數今病人自卧而脉沈遲者

表邪緩也是有裏脈而無表證則知表邪當愈也假令病人云腹內卒痛病人自坐師到脈之浮而大者知其差也何以知之若裏有病者脈當沉而細今脈浮大故知愈也腹痛者裏寒也痛甚則不能起而脈沉細今病人自坐而脈浮大皆裏寒散也是有表脈而無裏證也則知裏邪當愈是望證問病切脈三者相參而得之可為十全之醫鍼經曰知一為上知二為神知三神且明矣師曰病家人來請云病人發熱煩極明日師到病人向壁卧此熱已去也設令脈不和處言已愈發熱煩極則不能靜卧今向壁靜卧知熱已去設令向壁卧聞師到不驚起而盻視若三言三止脈之嚥唾者此詐病也設令脈自和處言此病大重當須服吐下藥鍼灸數十百處乃愈詐病者非善人以言恐之使其畏懼則愈醫者意也此其是歟師持脈病人欠者無病也鍼經

曰陽引而上陰引而下陰陽相引故欠陰陽不相引則病陰陽相引則和是欠者無病也脉之呻
者病也呻爲呻吟之聲身有所苦則然也言遲者風也風客於中則經絡急舌強
難運用也搖頭言者裏痛也裏有病欲言則頭爲之戰搖行遲者表強
也表強者由筋絡引急而行步不利也坐而伏者短氣也短氣者裏不和也故坐而
喜伏坐而下一脚者腰痛也內經曰腰者身之大關節也腰痛爲大關節不利故
坐不能正下一脚以緩腰中之痛也裏實護腹如懷卵物者心痛也心痛
則不能伸仰護腹以按其痛師曰伏氣之病以意候之今月之內
欲有伏氣假令舊有伏氣當須脉之若脉微弱者當
喉中痛似傷非喉痺也病人云實咽中痛雖尒今復
欲下利冬時感寒伏藏於經中不即發者謂之伏氣至春分之時伏寒欲發故云今月之內欲有
伏氣假令伏氣已發當須脉之審在何經得脉微弱者知邪在少陰少陰之脉循喉嚨寒氣客之必發咽

痛腎司開闔少陰治在下焦寒邪內甚則開闔不治下焦不約必成下利故云雖介咽痛復欲下利問曰人病恐怖者其脈何狀師曰脈形如循絲纍纍然其面白脫色也內經曰血氣者人之神恐怖者血氣不足而神氣弱也脈形似循絲纍纍然面白脫色者鍼經曰血奪者色夭然不澤其脈空虛是知恐怖為血氣不足問曰人不飲其脈何類師曰脈自濇脣口乾燥也濇為陰雖主亡津液而脣口乾燥以陰為主內故不飲也問曰人愧者其脈何類師曰脈浮而面色乍白乍赤愧者羞也愧則神氣怯弱故脈浮而面色變改不常也問曰經說脈有三菽六菽重者何謂也師曰脈者人以指按之如三菽之重者肺氣也如六菽之重者心氣也如九菽之重者脾氣也如十二菽之重者肝氣也按之至骨者腎氣也菽豆也難經曰如三菽之重與皮毛相得者肺部也如六菽之重與血脈相得

者心部也如九菽之重者肌肉相得者脾部也如十二菽之重與筋平者肝部也按之至骨舉指來疾者腎部也各隨所主之分以候藏氣

假令下利寸口關上尺中悉不見脈然尺中時一小見脈再舉頭者腎氣也若見損脈來至爲難治脈經曰冷氣在胃中故令脈不通下利不見脈則冷氣客於脾胃令尺中時一小見爲脾虛腎氣所乘脈再舉頭者脾爲腎所乘也若尺中之脈更或減損爲腎氣亦衰脾復勝之鬼賊相刑故云難治是脾勝不應時也

問曰脈有相乘有縱有橫有逆有順何也師曰水行乘火金行乘木名曰縱火行乘水木行乘金名曰橫水行乘金火行乘木名曰逆金行乘水木行乘火名曰順也金勝木水勝火縱者言縱任其氣乘其所勝橫者言其氣橫逆反乘所不勝也縱橫與恣縱恣橫之義通水爲金子火爲木子子行乘母其氣逆也母行乘子其氣順也

問曰脈有殘賊何謂也師曰脈有弦緊浮滑沈

濇此六者名曰殘賊能爲諸脉作病也爲人病者名曰八邪風寒暑濕傷於外也飢飽勞逸傷於内也經脉者榮衛也榮衛者陰陽也其爲諸經脉作病者必由風寒暑濕傷於榮衛客於陰陽之中風則脉浮寒則脉緊中暑則脉滑中濕則脉濇傷於陰則脉沉傷於陽則脉浮所以謂之殘賊者傷良曰殘害良曰賊以能傷害正氣也

問曰脉有災怪何謂也師曰假令人病脉得太陽與形證相應因爲作湯比還送湯如食頃病人乃大吐若下利腹中痛師曰我前來不見此證今乃變異是名災怪又問曰何緣作此吐利荅曰或有舊時服藥今乃發作故名災怪耳醫以脉證與藥相對而反變異爲其災可怪故名災怪

問曰東方肝脉其形何似師曰肝者木也名厥陰其脉微弦濡弱而長是肝脉也肝病自得濡弱者愈也難經曰春脉弦者肝東方木也万物始生未有

枝葉故脈來濡弱而長故曰弦是肝之平脈肝病得此脈者爲肝氣已和也假令得純弦脈者死何以知之以其脈如弦直是肝藏傷故知死也純弦者爲如弦直而不軟是中無胃氣爲眞藏之脈內經曰死肝脈來急益勁如新張弓弦南方心脈其形何似師曰心者火也名少陰其脈洪大而長是心脈也心病自得洪大者愈也心王於夏〻則陽外勝氣血淖溢故其脈來洪大而長也假令脈來微去大故名反病在裏也脈來頭小本大者故名覆病在表也上微頭小者則汗出下微本大者則爲關格不通不得尿頭無汗者可治有汗者死心脈來盛去衰爲平來微去大是反本脈內經曰大則邪至小則平微爲正氣大爲邪氣來以候表來微則知表和去以候裏去大則知裏病內經曰心脈來不盛去反盛此爲不及病在中頭小本大者即前小後大也小爲正氣大爲邪氣則邪氣先在裏今復還於表故名曰覆不去

去而止去來者是知在表脉經曰在上爲表在下爲裏汗者心之液上微爲浮之而微頭小爲前小則表中氣虛故主汗出下微沉之而微本大爲後大沉則在裏大則病進内經曰心爲牡藏小腸爲之使今邪甚下行格閉小腸使正氣不通故不得尿名曰關格脉經曰陽氣上出汗見於頭今關格正氣不通加之頭有汗者則陽氣不得下通而上脱也其無汗者雖作關格然陽氣未衰而猶可治西方肺脉其形何似師曰肺者金也名大陰其脉毛浮也肺病自得此脉若得緩遲者皆愈若得數者則劇何以知之數者南方火火剋西方金法當癰腫爲難治也輕虛浮曰毛肺之平脉也緩遲者脾之脉脾爲肺之母以子母相生故去皆愈數者心之脉火剋金爲鬼賊相刑故劇肺主皮毛數則爲熱熱客皮膚留而不去則爲癰瘍經曰數脉不時則生惡瘡問曰二月得毛浮脉何以處言至秋當死師曰二月之時脉當濡弱反得毛浮者故知至秋死二月肝用事肝脉

屬木應濡弱反得毛浮者是肺脉也肺屬金金來尅

木故知至秋死他皆倣此當春時反見秋脉爲金氣乘木肺來剋肝奪王脉而見至秋肺王肝氣則絶故知至秋死也師曰脉肥人責浮瘦人責沈肥

人當沈今反浮瘦人當浮今反沈故責之肥人肌膚厚其脉當沈瘦人肌膚薄其脉當浮今肥人脉反浮瘦人脉反沈必有邪氣相干使脉反常故當責之師曰

寸脉下不至關爲陽絶尺脉上不至關爲陰絶此皆

不治決死也若計其餘命死生之期期以月節剋之

也脉經曰陽生於寸動於尺陰生於尺動於寸寸脉下不至關者爲陽絶不能下應於尺也尺脉上不至關者爲陰絶不能上應於寸也內經曰陰陽離決精氣乃絶此陰陽偏絶故皆決死期以月節尅之者謂如陽絶死於春夏陰絶死於秋冬師曰脉病人不病名曰行尸以無

王氣卒眩仆不識人者短命則死人病脉不病名曰

内虛以無穀神雖困無苦（脉者人之根本也脉病人不病為根本内絶形雖且強卒然氣脫則眩運僵仆而死不曰行尸而何人病脉不病則根本内固形雖且羸止内虛尔穀神者穀氣也穀氣既足自然安矣内經曰形氣有餘脉氣不足死脉氣有餘形氣不足生）

問曰翕奄沈名曰滑何謂也沈為純陰翕為正陽陰陽和合故令脉滑關尺自平陽明脉微沈食飲自可少陰脉微滑滑者緊之浮名也此為陰實其人必股内汗出陰下濕也（脉來大而盛聚而沈謂之翕奄沈正如轉珠之狀也沈為藏氣故曰純陰翕為府氣故曰正陽滑者陰陽氣不為偏勝也關尺自平陽明脉微沈者當陽部見陰脉則陰偏勝而陽不足也陽明胃脉胃中陰多故食飲自可少陰脉微滑者當陰部見陽脉則陽偏勝而陰不足也以陽湊陰分故曰陰實股與陰少陰之部也今陽熱湊陰必熏發津液泄達於外股内汗出而陰下濕也）

問曰曾為人所難緊脉從何而來師曰假令亡汗若吐以肺裏

寒故令脉緊也假令欬者坐飲冷水故令脉緊也假令下利以胃中虛冷故令脉緊也金匱要略曰寒令脉急經曰諸緊爲寒

寸口衛氣盛名曰高高者暴狂而肥內經曰陰不勝其陽則脉流薄疾并乃狂衛爲陽氣衛盛而暴狂者陰不勝陽也鍼經曰衛氣者所以溫分肉充皮毛肥腠理司開闔者也衛氣盛爲肥者氣盛於外也榮氣盛名曰章章者暴澤而光榮者血也榮華於身者也榮盛故身暴光澤也高章相搏名曰綱綱者身筋急脉直榮衛俱盛則筋絡滿急衛氣弱名曰惵惵者心中氣動迫怯衛出上焦弱則上虛而心中氣動迫怯也榮氣弱名曰卑卑者心中常自羞愧鍼經曰血者神氣也血弱則神弱故常自羞愧惵卑相搏名曰損損者五藏六府之虛惙也衛以護陽榮以養陰榮衛俱虛則五藏六府失於滋養致俱乏之氣虛惙也衛氣和名曰緩緩者四肢不能自收衛氣獨和不與榮氣相諧則榮病內經曰目受血而能視足受血而能步掌受血而能握指受血而能攝四肢不收由榮血病不能灌養故也榮氣和

名曰遲遲者身躰重但欲眠也榮氣獨和不與衛氣相諧則衛病身躰重而眠欲眠者衛病而氣不敷布也遲緩相搏名曰沈沈者腰中直腹內急痛但欲卧不欲行榮氣獨和於內衛氣獨和於外榮衛不相和諧相搏而爲病腰中直者衛不利於外也腹內痛者榮不和於內也但欲卧不欲行者榮衛不營也寸口脉緩而遲緩則陽氣長其色鮮其顏光其聲商毛髮長遲則陰氣盛骨髓生血滿肌肉緊薄鮮鞕陰陽相抱榮衛俱行剛柔相得名曰強也緩爲胃脉胃合衛氣衛溫分肉充皮毛肥腠理司開闔衛和氣舒則顏色光潤聲清毛澤矣遲爲脾脉脾合榮氣榮養骨髓實肌肉濡筋絡利關節榮和血滿則骨正髓生肌肉緊硬矣陰陽調和二氣相抱而不相戾榮衛流通剛柔相得是爲強壯趺陽脉滑而緊滑者胃氣實緊者脾氣強持實擊強痛還自傷以手把刃坐作瘡也趺陽脉之以候脾胃滑則穀氣實是爲胃實緊則陰氣勝是爲脾強以脾胃一實一強而相搏擊故令痛也若一強

一弱相搏則不能作痛此脾胃兩各強實相擊府藏自傷而痛譬若以手把刃而成瘡豈非自貽其害乎

寸口脉浮而大浮爲虛大爲實在尺爲關在寸爲格關則不得小便格則吐逆經曰浮爲虛內經曰大則病進浮則爲正氣虛大則爲邪氣實在尺則邪氣關閉下焦裏氣不得下通故不得小便在寸則邪氣格拒上焦使食不得入故吐逆

趺陽脉伏而濇伏則吐逆水穀不化濇則食不得入名曰關格伏則胃氣伏而不宣中焦關格正氣壅塞故吐逆而水穀不化濇則脾氣濇而不作邪氣拒於上焦故食不得入

脉浮而大浮爲風虛大爲氣強風氣相搏必成癮癬身體爲痒痒者名泄風久久爲痂癩痂癩者眉少髮稀身有乾瘡而腥臭內經曰脉風成爲癘

寸口脉弱而遲弱者衛氣微遲者榮中寒榮爲血血寒則發熱衛爲氣氣微者心內飢飢而虛滿不能食也衛爲陽榮爲陰弱者衛氣微陽氣不

足也遅者榮中寒經中客邪也榮客寒邪搏而發熱也陽氣内微心内雖飢〻而虛滿不能食也趺陽脉大而緊者當即下利為難治大爲虛緊爲寒胃中虛寒當即下利下利脉當微小反緊者邪勝也故云難治經曰下利脉大者爲未止寸口脉弱而緩弱者陽氣不足緩者胃氣有餘噫而吞酸食卒不下氣填於膈上也弱者陽氣不足陽能消穀陽氣不足則不能消化穀食緩者胃氣有餘則胃中有未消穀物也故使噫而吞酸食卒不下氣填於膈上也金匱要略曰中焦未和不能消穀故令噫趺陽脉緊而浮〻爲氣緊爲寒浮爲腹滿緊爲絞痛浮緊相搏腸鳴而轉〻即氣動膈氣乃下少陰脉不出其陰腫大而虛也浮爲胃氣虛緊爲脾中寒胃虛則滿脾寒則痛虛寒相搏腸鳴而轉轉則膈中之氣因而下泄也若少陰脉不出則虛寒之氣至於下焦結於少陰而聚於陰器不得發泄使陰腫大而虛也寸口脉微而濇微者衛氣不行濇者榮氣不

逮榮衛不能相將三焦無所仰身躰痺不仁榮氣不足則煩疼口難言衛氣虛則惡寒數欠三焦不歸其部上焦不歸者噫而酢吞中焦不歸者不能消穀引食下焦不歸者則遺溲人養三焦者血也護三焦者氣也榮衛俱損不能相將而行三焦无所依仰身体爲之頑痺而不仁內經曰榮氣虛則不仁鍼經曰衛氣不行則爲不仁榮爲血〻不足則煩疼榮爲心榮弱心虛則口難言衛爲陽〻微則惡寒衛爲氣〻虛則數欠三焦因榮衛不足无所依仰其氣不能歸其部金匱要畧曰上焦竭善噫上焦受中焦氣中焦未和不能消穀故令噫耳下焦竭即遺溺失便以上焦在膈上物未化之分也不歸者不至也上焦之氣不至其部則物未能傳化故噫而酢吞中焦在胃之中主腐熟水穀水穀化則思食中焦之食不歸其部則水穀不化故去不能消穀引食下焦在膀胱上口主分別清濁溲小便也下焦不歸其部不能約制溲便故遺溲

跌陽脉沈而數沈爲實數消穀緊者病難治沈爲実者沈主裏也數消穀者數爲熱也緊爲肝脉

見於脾部木来剋土為
鬼賊相刑故云難治
寸口脉微而濇微者衛氣衰
濇者榮氣不足衛氣衰面色黄榮氣不足面色青榮
為根衛為葉榮衛俱微則根葉枯槁而寒慄欬逆唾
腥吐涎沫也
衛為氣面色黄者衛氣衰也榮為血面
色青者榮血衰也榮行脉中為根衛行
脉外為葉榮為陰衛為陽榮為根衛為葉根葉俱微
則陰陽之氣内衰致生寒慄而欬逆唾腥吐涎沫也
趺陽脉浮而芤浮者衛氣衰芤者榮氣傷其身体瘦
肌肉甲錯浮芤相搏宗氣衰微四屬斷絶
經曰衛氣
盛名曰高
高者暴在而肥榮氣盛名曰章二者曰暴澤而光其
身体瘦而不肥者衛氣衰也肌肉甲錯而不澤者榮
氣傷也宗氣者三焦歸氣也四屬者皮肉脂髓也
榮衛衰傷則宗氣亦微四屬失所滋養致斷絶矣
寸
口脉微而緩微者衛氣踈二則其膚空緩者胃氣實
實則穀消而水化也穀入於胃脉道乃行水入於經

其血乃成榮盛則其膚必疎三焦絕經名曰血崩衛爲陽微爲亡陽脈微者衛氣疎疎衛溫分肉肥腠理衛氣既疎皮膚不得溫肥則空虛也經曰緩者胃氣有餘有餘爲實故云緩者胃氣實內經曰食入於胃淫精於脈是穀入於胃脈道乃行也鍼經曰飲而液滲於絡合和於血是水入於經其血乃成也胃中穀消水化而爲血氣令衛疎榮盛是榮氣強而衛氣弱也衛氣弱者外則不能固密皮膚而爲之氣疎內則不能衛護其血而血爲之崩經常也三焦者氣之道路衛氣疎則氣不循常度三焦絕其常度也

趺陽脈微而緊緊則爲寒微則爲虛微緊相搏則爲短氣中虛且寒氣自短矣

少陰脈弱而濇弱者微煩濇者厥逆煩者熱也少陰脈弱者陰虛也陰虛則發熱以陰部見陽脈非也大虛也故生微煩厥逆者四肢冷也經曰陰陽不相順接便爲厥厥者手足厥冷是也少陰脈濇者陰氣濇不能與陽相順相接故厥逆也

趺陽脈不出脾不上下身冷膚鞕脾胃爲榮衛之根脾能上下則水穀磨消榮衛之氣得以行脾氣虛衰不能上下則榮衛之氣不得通營

於外故趺陽脉不出身冷者衛氣不温也膚鞕者榮血不濡也少陰脉不至腎氣微少精血奔氣促迫上入胷膈宗氣反聚血結心下陽氣退下熱歸陰股與陰相動令身不仁此爲尸厥當刺期門巨闕尸厥者爲其從厥而生形無所知其狀若尸故名尸厥少陰脉不出則厥氣客於腎而腎氣微少精血厥氣上奔塡塞胷膈壅遏正氣使宗氣反聚而血結心下鍼經曰五穀入於胃其糟粕津液宗氣分爲三隧宗氣積於胷中出於喉嚨以貫心肺而行呼吸又曰營氣者泌其津液注之於脉化而爲血以營四末今厥氣大甚宗氣反聚而不行則絕其呼吸血結心下而不流則四肢不仁陽氣爲厥氣所擁不能宣發退下至陰股間與陰相動仁者柔也不仁者言不柔和也爲寒熱痛痒俱不覺知者也陽氣外不爲使內不得通榮衛俱不能行身躰不仁狀若尸也內經曰厥氣上行滿脉去形刺期門者以通心下結血刺巨闕者以行胷中宗氣血氣流通厥氣退則甦矣寸口脉微尺脉緊其人虛損多汗知陰常在絕不見陽也寸微爲亡陽尺緊爲

陰勝陽微陰勝故云虛損又加之多汗則愈損陽氣是陰常在而絕不見陽也

寸口諸微亡陽諸濡亡血諸弱發熱諸緊爲寒諸乘寒者則爲厥欝冒不仁以胃無穀氣脾濇不通口急不能言戰而慄也

衛陽也微爲衛氣微故云亡陽榮血也濡爲榮氣弱故云亡血弱爲陰虛虛則發熱緊爲陰勝故爲寒諸乘寒者則陰陽俱虛而爲寒邪乘之也寒乘氣虛抑伏陽氣不得宣發遂成厥也欝冒爲昏冒不知人也不仁爲強直而無覺也爲尸厥焉以胃無穀氣致脾濇不通於上下故使口急不能言戰者寒在表也慄者寒在裏也

問曰濡弱何以反適十一頭師曰五藏六府相乘故令十一

濡弱者氣血也往反有十一頭頭者五藏六府共有十一也

問曰何以知乘府何以知乘藏師曰諸陽浮數爲乘府諸陰遲濇爲乘藏也

府陽也陽脈見者爲乘府也藏陰也陰脈見者爲乘藏也

釋音

見音現下同讖職廉切病人寐而自語也劇竭戟切甚也鞕音硬下同灑淅上所
下切下音析寒驚皃惡烏路切响香句切噓氣往來也濡汝朱切潤也闔音合躁
子到切動也藹於蓋切瞥匹滅切縈於營切駃音抉疾皃痞音備而濡
音軟柔也轉索上株戀反下蘇各反濈阻立切汗出和也趺音夫腐音府爛也燥
蘇到切乾也噫乙界切爍式灼切溲所留切溺也縶直立切俠音協又音
夾黧力支切色黑而黃也餲音噎義同噦於月切逆氣也衄女六切慄音栗懼皃
邪中音衆溷胡困切濁亂也怫鬱上音沸下音尉癰於容切嗢乙骨切嗢悶也
豚徒渾切盍音合圊七情切廁也湫子由切又子小切齗魚斤切麋音眉
悍胡旦切訾靜計切參差上初簪切下楚宜切銓七全切銖音殊滀音畜
水聚也其差楚偕切呻音申卵盧管切嚨力公切喉嚨也菽音叔豆也勁
居正切健也淖奴教切覆芳救切牝藏上毗忍切下才浪切陰藏也瘍以章

切僵仆上音薑下音副翕奄上音吸下音掩見陽音現股音古髀也㊉楪徒頰

切動懼兒諧音鞋和也戾音利痂癩上音加下力代切噫烏介切酢音醋冒

音帽昬冒也㝅苦候切

注解傷寒論卷第一

注解傷寒論卷第二

仲景述　王叔和撰次　成無已注解

傷寒例第三

陰陽大論云春氣溫和夏氣暑熱秋氣清涼冬氣冷冽此則四時正氣之序也（春夏爲陽春溫夏熱者以陽之動始於溫盛於暑故也秋冬爲陰秋涼而冬寒者以陰之動始於清盛於寒故也）冬時嚴寒萬類深藏君子固密則不傷於寒觸冒之者乃名傷寒耳（冬三月純陰用事陽乃伏藏水冰地坼寒氣嚴凝當是之時善攝生者出處固密去寒就溫則不傷於寒其涉寒冷觸冒霜雪爲病者謂之傷寒也）其傷於四時之氣皆能爲病（春風夏暑秋濕冬寒謂之四時之氣）以傷寒爲毒者以其最成殺厲之氣也（熱爲陽陽主生寒爲陰陰主殺陰寒爲病最爲肅殺毒厲之氣）中而即病者名曰傷寒不

即病者寒毒藏於肌膚至春變爲温病至夏變爲暑病暑病者熱極重於温也內經曰先夏至日爲温病後夏至日爲暑病温暑之病本傷於寒而得之故大槩均謂之傷寒也是以辛苦之人春夏多温熱病皆由冬時觸寒所致非時行之氣也凡時行者春時應暖而復大寒夏時應大熱而反大凉秋時應凉而反大熱冬時應寒而反大温此非其時而有其氣是以一歲之中長幼之病多相似者此則時行之氣也四時氣候不正爲病謂之時行之氣時氣所行爲病非暴厲之氣感受必同是以一歲之中長幼之病多相似也夫欲候知四時正氣爲病及時行疫氣之法皆當按斗曆占之四時正氣者春風夏暑秋濕冬寒是也時行者時行之氣是也温者冬時感寒至春發者是也疫者暴厲之氣是也占前斗建審其時候之寒温察其邪氣之輕重而治之故

曰下文九月霜降節後宜漸寒向冬大寒至正月雨水節後宜解也所以謂之雨水者以冰雪解而爲雨水故也至驚蟄二月節後氣漸和暖向夏大熱至秋便涼冬寒春溫夏熱秋涼爲四時之正氣也從霜降以後至春分以前凡有觸冒霜露體中寒即病者謂之傷寒也九月十月寒氣尚微爲病則輕十一月十二月寒冽已嚴爲病則重正月二月寒漸將解爲病亦輕此以冬時不調適有傷寒之人即爲病也此爲四時正氣中而即病者也其冬有非節之暖者名曰冬溫冬溫之毒與傷寒大異冬溫復有先後更相重沓亦有輕重爲治不同證如後章此爲時行之氣前云冬時應寒而反大溫者是也從立春節後其中無暴大寒又不冰雪而有人壯熱爲病者此屬春時陽氣發於冬時伏寒變爲溫

病此為溫病也內經曰冬傷於寒春必病溫從春分以後至秋分節前天有暴寒者皆為時行寒疫也三月四月或有暴寒其時陽氣尚弱為寒所折病熱猶輕五月六月陽氣已盛為寒所折病熱則重七月八月陽氣已衰為寒所折病熱亦微其病與溫及暑病相似但治有殊耳此為疫氣也是數者以明前斗曆之法占其隨時氣候發病寒熱輕重不同耳十五日得一氣於四時之中一時有六氣四六名為二十四氣也節氣十二中氣十二共二十四內經曰五日謂之候三候謂之氣六氣謂之時四時謂之歲然氣候亦有應至而不至或有未應至而至者或有至而太過者皆成病氣也疑漏或有至而不去此一句按金匱要略曰有未至而至有至而不至有至而不去有至而太過何故也師曰冬至之後甲子夜半少陽起少陽之時陽始生天得溫和以未

得甲子天因溫和此爲未至而至也以得甲子而天未溫和此爲至而不至以得甲子天大寒不解此爲至而不去也以得甲子而天溫如盛夏五六月時此爲至而太過也內經曰至而和則平至而甚則病至而反者病至而不至者病未至而至皆病即是觀之脈漏明矣但天地動靜陰陽鼓擊者各正一氣耳內經曰陰陽者天地之道清陽爲天天動而不息濁陰爲地地靜而不移天地陰陽之氣鼓擊而生春夏秋冬寒熱溫涼各正一氣也是以彼春之暖爲夏之暑彼秋之忿爲冬之怒春暖爲夏暑從生而至長也秋忿爲冬怒從肅而至殺也是故冬至之後一陽爻升一陰爻降也夏至之後一陽氣下一陰氣上也十月六爻皆陰坤卦爲用陰極陽來陽生於子冬至之後一陽爻升一陰爻降於卦爲復言陽氣得復也四月六爻皆陽乾卦爲用陽極陰來陰生於午夏至之後一陽氣下一陰氣上於卦爲姤言陰得遇陽也內經曰冬至四十五日陽氣微上陰氣微下夏至四十五日陰氣微上陽氣微下斯則冬夏二至陰陽合也春秋二分陰

陽離也陽生於子陰生於午是陰陽相接故曰合陽退於酉陰退於卯是陰陽相背故曰離內經曰氣至之謂至氣分之謂分至則氣同分則氣異

陰陽交易人變病焉天地陰陽之氣既交錯而不正人所以變病內經曰陰陽相錯而變由生也

此君子春夏養陽秋冬養陰順天地之剛柔也內經曰養生者必順於時春夏養陽以涼以寒秋冬養陰以溫以熱所以然者從其根故也

小人觸冒必嬰暴疹須知毒烈之氣留在何經而發何病詳而取之不能順四時調養觸冒寒溫者必成暴病醫者當在意審詳而治之

是以春傷於風夏必飧泄夏傷於暑秋必病瘧秋傷於濕冬必咳嗽冬傷於寒春必病溫此必然之道可不審明之當春之時風氣大行春傷於風風氣通於肝肝以春適王風雖入之不能即發至夏肝衰然後始動風淫末疾則當發於四肢夏以陽氣外盛風不能外發故攻內而為飧泄飧泄者下利米穀不化而色黃當秋之時濕氣大行秋傷於濕濕則干於肺肺

以秋適王濕雖入之不能即發至冬肺衰然後濕始動也雨淫腹疾則當發為下利冬以陽氣內固濕氣不能下行故上逆而為咳嗽當夏之時暑氣大行夏傷於暑夏以陰為主內暑雖入之勢未能動及秋陰出而陽為內主然後暑動摶陰而為痎瘧痎者二日一發瘧者一日一發當冬之時寒氣大行冬傷於寒冬以陽為主內寒雖入之勢未能動及春陽出而陰為內主然後寒動摶陽而為溫病是感冒四時正氣為病必然之道傷寒之病逐日淺深以施方治內經曰未滿三日者可汗而已其滿三日者可泄而已今世人傷寒或始不早治或治不對病或日數久淹困乃告醫醫人又不依次第而治之則不中病皆宜臨時消息制方無不效也今搜採仲景舊論錄其證候診脉聲色對病眞方有神驗者擬防世急也仲景之書逮今千年而顯用於世者王叔和之力也又土地溫涼高下不同物性剛柔飡居亦異是黃帝興四方之問岐

伯舉四治之能以訓後賢開其未悟者臨病之工宜須兩審也東方地氣溫南方地氣熱西方地氣涼北方地氣寒西北方高東南方下是土地溫涼高下不同也東方安居食魚西方陵居華食南方濕處而嗜酸北方野處而食乳是食居之異也東方治宜砭石西方治宜毒藥南方治宜微針北方治宜灸焫是四方醫治不同也醫之治病當審其土地所宜

凡傷於寒則為病熱熱雖甚不死內經曰風寒客於人使人毫毛畢直皮膚閉而為熱是傷寒為病熱也鍼經曰多熱者易已多寒者難已是熱雖甚不死若兩感於寒而病者必死表裏俱病者謂之兩感

尺寸俱浮者太陽受病也當一二日發以其脉上連風府故頭項痛腰脊強太陽為三陽之長其氣浮於外故尺寸俱浮是邪氣初入皮膚外在表也當一二日發風府穴名也項中央太陽之脉從巔入絡腦還出別下項是以上連風府其經循肩膊內俠脊抵腰中故病頭項痛腰脊強

尺寸俱長者陽明受病也當二三日發以其脉俠鼻

絡於目故身熱目疼鼻乾不得卧陽明血氣俱多尺寸俱長者邪併二陽明而血氣漳溢也太陽受邪不已傳於陽明是當二三日發其脉俠鼻者陽明脉起於鼻交頞中絡於目陽明之脉正上頓頞還出繫目系身熱者陽明主身之肌肉鍼經曰陽明氣盛則身以前皆熱目疼鼻乾者經中客邪也不得卧者胃氣逆不得從其道也內經曰胃不和則卧不安尺寸俱弦者少陽受病也當三四日發以其脉循脇絡於耳故胷脇痛而耳聾内經曰陽中之少陽通於春氣春脉弦尺寸俱弦者知少陽受邪也二三日陽明之邪不已傳於少陽是當三四日發胷脇痛而耳聾者經壅而不利也此三經皆受病未入於府者可汗而已三陽受邪為病在表法當汗解然三陽亦有便入府者入府則宜下故云未入於府者可汗而已尺寸俱沈細者太陰受病也當四五日發以其脉布胃中絡於嗌故腹滿而嗌乾陽極則陰受之邪傳三陽既遍次乃傳於陰經在陽為在表在陰為在裏邪在表則見陽脉邪在裏則見陰脉

陽邪傳陰邪氣內陷故太陰受病而脉尺寸俱沉細也自三陽傳於太陰是當四五日發也邪入於陰則漸成熱腹滿而嗌乾者脾經壅而成熱也

尺寸俱沉者少陰受病也當五六日發以其脉貫腎絡於肺繫舌本故口燥舌乾而渴

少陰腎水也性趣下少陰受病脉尺寸俱沉也四五日太陰之邪不已至五六日則傳於少陰也是少陰病當五六日發人傷於寒則為病熱謂始為寒而終成熱也少陰為病口燥舌乾而渴邪傳入裏熱氣漸深也

尺寸俱微緩者厥陰受病也當六七日發以其脉循陰器絡於肝故煩滿而囊縮

緩者風脉也厥陰脉微緩者邪傳厥陰熱氣已劇近於風也當六七日發以少陰邪傳於厥陰煩滿而囊縮者熱氣聚於內也

此三經皆受病已入於府可下而已

三陰受邪為病在裏於法當下然三陰亦有在經者在經則宜汗故云已入於府者可下而已經曰臨病之工宜須兩審

若兩感於寒者一日太陽受之即與少陰俱病則頭痛口乾煩滿而

渴二日陽明受之即與太陰俱病則腹滿身熱不欲食譫語三日少陽受之即與厥陰俱病則耳聾囊縮而厥水漿不入不知人者六日死若三陰三陽五藏六府皆受病則榮衛不行府藏不通則死矣陰陽俱病表裏俱傷者爲兩感以其陰陽兩感病則兩證俱見至於傳經則亦陰陽兩經俱傳也始得一日頭痛者太陽口乾煩滿而渴者少陰至二日則太陽傳於陽明而少陰亦傳於太陰身熱譫語者陽明腹滿不欲食者太陰至三日陽明傳於少陽而太陰又傳於厥陰耳聾者少陽囊縮而厥者厥陰水漿不入不知人者胃氣不通也內經曰五藏已傷六府不通榮衛不行如是之後三日乃死何也歧伯曰陽明者十二經脉之長也其血氣盛故去不知人三日其氣乃盡故死矣謂三日六經俱病榮衛之氣不得行於內外府藏之氣不得通於上下至六日府藏之氣俱盡榮衛之氣俱絕則死矣

其不兩感於寒更不傳經不加異氣者至七日太陽病衰頭痛少愈也

八日陽明病衰身熱少歇也九日少陽病衰耳聾微
聞也十日太陰病衰腹減如故則思飲食十一日少
陰病衰渴止舌乾已而嚏也十二日厥陰病衰囊縱
少腹微下大氣皆去病人精神爽慧也六日傳遍三陰三陽之氣
皆和大邪之氣皆去病人精神爽慧也若過十三日以上不間尺寸陷
者大危間者瘳也十二日傳經盡則當瘳愈若過十三日已上不瘳尺寸之脉沈陷者即正氣內
衰邪氣獨勝故云大危若更感異氣變爲他病者當依舊壞證
病而治之若脉陰陽俱盛重感於寒者變爲溫瘧異氣
者爲先病未已又感別異之氣也兩邪相合變爲他病脉陰陽俱盛者傷寒之脉也難經曰傷寒之脉陰
陽俱盛而緊濇經曰脉盛身寒得之傷寒則爲前病熱未已再感於寒寒熱相搏变爲溫瘧陽脉
浮滑陰脉濡弱者更遇於風變爲風溫此前熱未歇又感於風者

也雖經曰中風之脉陽浮而滑陰濡而弱風來乘熱故变風溫陽脉洪數陰脉實大者遇溫熱變爲溫毒溫毒爲病最重也此前熱未已又感溫熱者也陽主表陰主裏洪數實大皆熱也兩熱相合变爲溫毒以其表裏俱熱故爲病最重陽脉濡弱陰脉弦緊者更遇溫氣變爲溫疫以此冬傷於寒發爲溫病脉之變證方治如說此前熱未已又感溫氣者也溫熱相合变爲溫疫

凡人有疾不時即治隱忍冀差以成痼疾凡覓不佳急須求治苟延時日則邪氣入深難可復制千金曰凡有小苦似不如平常即須早道若隱忍不治冀望自差須臾之間以成痼疾此之謂也小兒女子益以滋甚小兒氣血未全女子血室多病凡所受邪易於滋蔓時氣不和便當早言尋其邪由及在腠理以時治之罕有不愈者腠理者津液腠泄之所文理縫會之中也金匱要略曰腠者是三焦通會元眞之處爲血氣所注理者是皮膚藏府之文理也邪客於皮膚則邪氣浮淺易爲

散發若以時治之罕有不愈者矣金匱玉函曰主候長存形色未病未入腠理針藥及時服將調節委以良醫病無不愈患人忍之數日乃說邪氣入藏則難可制此爲家有患備慮之要邪在皮膚則外屬陽而易治傳入裏則內屬陰而難治內經曰善治者治皮毛其次治肌膚其次治筋脈其次治六府其次治五藏治五藏者半死半生也昔桓侯怠於皮膚之微疾以至骨髓之病家有患者可不備慮凡作湯藥不可避晨夜覺病須臾即宜便治不等早晚則易愈矣千金曰凡始覺不佳即須治療迄至於病湯食競進折其毒勢自然而差若或差遲病即傳變雖欲除治必難爲力傳有常也變無常也傳爲循經而傳如太陽傳陽明是也變爲不常之變如陽證變陰證是也邪既傳變病勢深也本草曰病勢已成可得半愈病勢已過命將難全服藥正如方法縱意違師不須治之內經曰拘於鬼神者不可與言至德惡於針石者不可與言至巧病不許治者病必不治治之無功矣凡傷寒之病多從風寒

得之凡中風与傷寒為病自古通謂之傷寒千金曰夫傷寒病者起自風寒入於腠理与精氣分爭榮衛偏隔周身不通而病始表中風寒入裏則不消矣始自皮膚入於經絡傳於藏府是也未有溫覆而當不消散者風寒初客於皮膚便投湯藥溫暖發散而當者則无不消散之邪不在證治擬欲攻之猶當先解表乃可下之先解表而後下之則無復傳之邪也若表已解而內不消非大滿猶生寒熱則病不除表證雖罷裏不至大堅滿者亦未可下之是邪未收斂成實下之則裏虛而邪復不除猶生寒熱也若表已解而內不消大滿大實堅有燥屎自可除下之雖四五日不能為禍也外无表證裏有堅滿為下證悉具外臺云表和裏病下之則愈下證既具則不必拘於日數若不宜下而便攻之內虛熱入協熱遂利煩躁諸變不可勝數輕者困篤重者必死矣下之不當病輕者證猶变易而難治又况重者乎夫

陽盛陰虛汗之則死下之則愈陽虛陰盛汗之則愈下之則死

表爲陽裏爲陰陰虛者陽必湊之陽盛之邪乘其裏虛而入於府者爲陽盛陰虛也經曰尺脈弱名曰陰不足陽氣下陷入陰中則發熱者矣下之除其內熱而愈若反汗之則竭其津液而死陰脈不足陽往從之陽脈不足陰往乘之陰邪乘其表虛客於榮衛之中者爲陽虛陰盛也經曰假令寸口脈微名曰陽不足陰氣上入陽中則洒淅惡寒者是矣汗之散其表寒則愈若反下之則脘其正氣而死經曰本發汗而復下之此爲逆也本先下之而反汗之爲逆

夫如是則神丹安可以誤發甘遂何可以妄攻虛盛之治相背千里吉凶之機應若影響豈容易哉

神丹者發汗之藥也甘遂者下藥也若汗下當則吉汗下不當則凶其應如影隨形如響應声

況桂枝下咽陽盛則斃承氣入胃陰盛以亡

桂枝湯者發汗藥也承氣湯者下藥也金匱玉函曰不當汗而強与汗之者令人奪其津液枯槁而死不當下而強与下之者令人開腸洞泄便溺不禁而死

死生之要

在乎須臾視身之盡不暇計日投湯不當則災禍立見豈暇計其日數哉此陰陽虛實之交錯其候至微發汗吐下之相反其禍至速而醫術淺狹懵然不知病源爲治乃悞使病者殞歿自謂其分至今寃魂塞於冥路死屍盈於曠野仁者鑒此豈不痛歟凡兩感病俱作治有先後發表攻裏本自不同而執迷妄意者乃云神丹甘遂合而飲之且解其表又除其裏言巧似是其理實違夫智者之舉錯也常審以慎愚者之動作也必果而速安危之變豈可詭哉世上之士但務彼翕習之榮而莫見此傾危之敗惟明者居然能護其本近取諸身夫何遠之有焉兩感病俱作欲成不治之疾醫者大宜消息審其先後次第而治之若妄

意攻治以求速効者必致傾危之敗凡發汗溫服湯藥其方雖言日三服若病劇不解當促其間可半日中盡三服若與病相阻即便有所覺重病者一日一夜當晬時觀之如服一劑病證猶在故當復作本湯服之至有不肯汗出服三劑乃解若汗不出者死病也發汗藥須溫暖服者易爲發散也日三服者藥勢續也病勢稍重當促急服之以捄盛熱不可拘於本方設藥病不相對湯入即便知之如陰多者投以涼藥即寒逆隨生陽多者一飲以一溫劑則熱毒即起是便有所覺晬時者周時也一日一夜服湯藥盡劑更看其傳如病證猶在當復作本湯以發其汗若服三劑不解汗不出者邪氣大甚湯不能勝必成大疾千金曰熱病脈躁盛而不得汗者此陽脈之極也死凡得時氣病至五六日而渴欲飲水飲不能多不當與也何者以腹中熱尚少不能消之便更與人作病也至七八日大渴

欲飲水者猶當依證與之與之常令不足勿極意也言能飲一斗與五升若飲而腹滿小便不利若喘若噦不可與之忽然大汗出是爲自愈也熱在上焦則爲消渴言熱消津液而上焦乾燥則生渴也大熱則能消水熱少不能消之若強飲則停飲變爲諸病至七八日陽勝氣溫向解之時多尚生大渴亦須少少與之以潤胃氣不可極意飲也若飲而腹滿小便不利若喘若噦者爲水飲內停而不散不可更與之忽然陽氣通水氣散先發於外作大汗而解凡得病反能飲水此爲欲愈之病其不曉病者但聞病飲水自愈小渴者乃強與飲之因成其禍不可復數小渴者爲腹中熱少若強與水水飲不消復爲諸飲病也凡得病厥脉動數服湯藥更遲脉浮大減小初躁後靜此皆愈證也動數之脉邪在陽也湯入而變遲者陽邪愈也浮大之脉邪在表也而復減小者表邪散也病初躁亂者邪所煩也湯入而安靜者藥勝

病也是皆爲愈證凡治温病可刺五十九穴五十九穴者以寫諸經之熱鍼經曰熱病取之諸陽五十九穴刺以寫其熱而出其汗實其陰而補其不足所謂五十九刺兩手內外側各三凡十二痏五指間各一凡八痏足亦如是頭入髮際一寸旁三分各三凡六痏更入髮三寸邊五凡十痏耳前後口下各一項中一穴凡六痏巔上一顖會一髮際一廉泉一風池二天柱二又內經曰熱俞五十九頭上五行行五者以寫諸陽之熱逆也大杼膺俞缺盆背俞此八者以寫胸中之熱氣衝三里巨虛上下廉此八者以寫胃中之熱也雲門髃骨委中髓空此八者以寫四支之熱也五藏俞旁五此十者以寫五藏之熱也凡此五十九穴者皆熱之左右也又身之穴三百六十有五其三十九穴灸之有害七十九穴刺之爲災井中髓也穴有三百六十五以應一歲其灸刺之禁皆肉薄骨解之處血脉虛少之分鍼灸并中髓也

凡脉四損三日死平人四息病人脉一至名曰四損

脉五損一日死平人五息病人脉一至名曰五損脉

六損一時死平人六息病人脉一至名曰六損四藏氣絶者脉四損五藏氣絶者脉五損五藏六府俱絶者脉六損脉盛身寒得之傷寒脉虛身熱得之傷暑內經曰脉者血之府也脉實血實脉虛血虛寒則傷血邪併於血則血盛而氣虛故傷寒者脉盛而身寒熱則傷氣邪併於氣則氣盛而血虛故傷暑者脉虛而身熱脉陰陽俱盛大汗出不解者死脉陰陽俱盛當汗出而解若汗出不解則邪氣內勝正氣外脫故死內經曰汗出而脉尚躁盛者死千金曰熱病已得汗脉尚躁盛此陽脉之極也死脉陰陽俱虛熱不止者死脉陰陽俱虛者真氣弱也熱不止者邪氣勝也內經曰病溫虛甚者死脉至乍踈乍數者死為天真榮衛之氣斷絶也脉至如轉索者其日死為緊急而不散是中无胃氣故不出其日而死讝言妄語身微熱脉浮大手足溫者生逆冷脉沈細者不過一日死矣讝言妄語陽病也身微熱脉浮大手足溫為脉病相應若身逆冷脉沈細為陽病見陰脉二病不相

應故不過一日而死難經曰脉不應病病不應脉是為死病此以前是傷寒熱病證候也

辨痓濕暍脉證第四

傷寒所致太陽痓濕暍三種宜應別論以為與傷寒相似故此見之痓當作痙傳寫之誤也痓者惡也非強也內經曰肺移熱於腎傳為柔痓柔為筋柔而無力痙謂骨痙而不隨痙者強也千金以強直為痙經曰頸項強急口噤背反張者痙即是觀之痙為痙字明矣

太陽病發熱無汗反惡寒者名曰剛痓千金曰太陽中風重感寒濕則變痓太陽病發熱無汗為表實則不當惡寒今反惡寒者則太陽中風重感於寒為痓病也以表实感濕故名剛痓

太陽病發熱汗出不惡寒者名曰柔痓太陽病發熱汗出為表虛則當惡寒其不惡寒者為陽明病今發熱汗出而不惡寒者非陽明證則是太陽中風重感於濕為柔痓也表虛感濕故曰柔痓

太陽病發熱脉沈而

細者名曰痓
太陽主表太陽病發熱爲表病脈當浮大今脈反沈細既不愈則太陽中風重感於濕而爲痓也金匱要略曰太陽病其證備身體強几几然脈反沈遲此爲痓栝蔞桂枝湯主之

太陽病發汗太多因致痓
太陽病發汗太多則亡陽內經曰陽氣者精則養神柔則養筋陽微不能養筋則筋脈緊急而成痓也

病身熱足寒頸項強急惡寒時頭熱面赤目脈赤獨頭面搖卒口噤背反張者痓病也
太陽中風爲純中風也太陽傷寒爲純傷寒也皆不作痓惟是太陽中風重感寒濕乃變爲痓也身熱足寒者寒濕傷下也時頭熱面赤目脈赤風傷於上也頭搖者風主動也獨頭搖者頭爲諸陽之會風傷陽也若純傷風者身亦爲之動搖手足爲之搐搦此者內挾寒濕故頭搖也口噤者寒主急也卒口噤者不常噤也有時而緩若風寒相搏則口噤而不時開此者加之風濕故卒口噤也足太陽之脈起於目內眥上額交巔上其支別者從巔入絡腦還出別下項循肩髆內夾脊抵腰中下貫臀以下至足風寒客於經中則筋脈拘急故頸項強急而背反張也

太陽病關節疼痛而煩脈

沈而細者此名濕痺濕痺之候其人小便不利大便反快但當利其小便金匱要略曰霧傷皮腠濕流關節疼痛而煩者濕氣內流也濕同水也脉沈而細者水性趣下也痺痛也因其關節煩疼而名曰濕痺非脚氣之痺也內經曰濕勝則濡泄小便不利大便反快者濕氣內勝也但當利其小便以宣泄腹中濕氣古云治濕之病不利小便非其治也

濕家之為病一身盡疼發熱身色如似熏黃身黃如橘子色者陽明瘀熱也此身色如似熏黃即非陽明瘀熱身黃發熱者梔子蘗皮湯主之為表裏有熱則身不疼痛此一身盡疼非傷寒客熱也知濕邪在經而使之脾惡濕濕傷則脾病而色見是以身發黃者為其黃如煙熏非正黃色也

濕家其人但頭汗出背強欲得被覆向火若下之早則噦胷滿小便不利舌上如胎者以丹田有熱胷中有寒渴欲得水而不能飲則口燥煩也濕家有風濕有寒濕此寒濕相搏者也濕勝則多汗傷寒則無汗寒濕相搏雖有汗而不能周身故但頭

汗出也背陽也腹陰也太陽之脉夾脊抵膂太陽客寒濕表氣不利而背強也裏有邪者外不惡寒表有邪者則惡寒欲得被覆向火者寒濕在表而惡寒也若下之早則傷動胃氣損其津液故致噦而胷滿小便不利下後裏虛上焦陽氣因虛而陷於下焦爲丹田有熱表中寒乘而入於胷中爲胷上有寒使舌上生白胎滑也藏燥則欲飲水以胷上客寒濕故不能飲而但口燥煩也濕家下之額上汗出微喘小便利者死若下利不止者亦死溼家發汗則愈金匱要略曰濕家身煩疼可與麻黄加朮四兩發其汗爲宜若妄下則大逆額上汗出而微喘者乃陽氣上逆也小便自利或下利者陰氣下流也陰陽相離故云死矣內經曰陰陽離鈌精氣乃絕問曰風濕相搏一身盡疼痛法當汗出而解值天陰雨不止醫云此可發汗汗之病不愈者何也荅曰發其汗汗大出者但風氣去濕氣在是故不愈也若治風濕者發其汗但微微似欲汗出者風濕俱去也值天陰雨不止

明其濕勝也內經曰陽受風氣陰受濕氣又曰傷於風者上先受之傷於濕者下先受之風濕相搏則風在外而濕在內汗大出者其氣暴〻則外邪出而裏邪不能出故風去而濕在汗微〻而出者其氣緩〻則內外之邪皆出故風濕俱去也

濕家病身上疼痛發熱面黃而喘頭痛鼻塞而煩其脉大自能飲食腹中和無病〻在頭中寒濕故鼻塞內藥鼻中則愈病有淺深證有中外此則濕氣淺者也何以言之濕家不云關節煩疼而云身上疼痛是濕氣不流關節而外客肌表也不云發熱身似熏黃復云發熱面黃而喘是濕不干於脾而薄於上焦也陰受濕氣則濕邪爲深今頭痛鼻塞而煩是濕客於陽而不客於陰也濕家之脉當沈細爲濕氣內流脉大者陽也則濕不內流而外在表也又以自能飲食肯腹別無滿痞爲腹中和無病知其濕氣微淺內藥鼻中以宣泄頭中寒濕

病者一身盡疼發熱日晡所劇者此名風濕此病傷於汗出當風或久傷取冷所致也一身盡疼者濕也發熱日晡所劇者風也若汗出當風而得之

者則先客濕而後感風若久傷取冷得之者則先傷風而後中濕可與麻黄杏人薏苡仁甘草湯見金匱要略中

太陽中熱者暍是也其人汗出惡寒身熱而渴也汗出惡寒身熱而不渴者中風也汗出惡寒身熱而渴者中暍也白虎加人參湯主之見金匱要略中方

太陽中暍者身熱疼重而脉微弱此亦夏月傷冷水水行皮中所致也經曰脉虛身熱得之傷暑身熱脉微弱者暍也身體疼重若水也夏時暑熱以水灌洗而得之一物瓜蔕散主之見金匱要略中方

太陽中暍者發熱惡寒身重而疼痛其脉弦細芤遲小便已洒洒然毛聳手足逆冷小有勞身即熱口開前板齒燥若發汗則惡寒甚加溫針則發熱甚數下之則淋甚病有在表有在裏者有表裏俱病者此則表裏俱病者也發熱惡寒身重疼痛者表中暍也脉絃細芤遲者中暑脉虛也小便已洒〻然毛聳手足逆冷者太陽經氣不足也小有勞身即熱者謂勞動其陽而暍即發也口開前

板齒燥者，裏有熱也。內經曰：因於暑汗，煩則喘喝。口開謂喘喝也。以喘喝不止，故前板齒乾燥。若發汗以去表邪，則外虛陽氣，故惡寒甚；若以溫針助陽，則火熱內攻，故發熱甚；若下之以除裏熱，則內虛而膀胱燥，故淋甚。

辨太陽病脈證并治法上第五

太陽之為病，脈浮，頭項強痛而惡寒。經曰：尺寸俱浮者，太陽受病太陽受病，太陽主表，為諸陽主氣。脈浮，頭項強痛而惡寒者，太陽表病也。

太陽病，發熱，汗出，惡風，脈緩者，名為中風。風，陽也；寒，陰也。風則傷衛。發熱汗出惡風者，衛中風。榮病發熱無汗，不惡風而惡寒；衛病則發熱汗出，不惡寒而惡風。以衛為陽，衛外者也，病則不能衛固其外，而皮膚疎，故汗出而惡風也。傷寒脈緊，傷風脈緩者，寒性勁急，而風性解緩故也。

太陽病，或已發熱，或未發熱，必惡寒，體痛，嘔逆，脈陰陽俱緊者，名曰傷寒。經曰：凡傷於寒，則為病熱，為寒氣客於經中，陽經怫結而成熱也。中風即發熱者，風爲陽也及傷寒云或已發熱或未發热以寒爲陰邪不能即热鬱而方变热也風則傷衛寒則傷榮衛虛者悪風榮虛者悪寒榮傷寒者必悪寒也氣病者則麻血病者則痛風令氣緩寒令氣逆体痛嘔逆者榮中寒也經曰脉盛身寒得之傷寒脉陰陽俱緊者知其傷寒也

傷寒一日太陽受之脉若静者爲不傳頗欲吐若躁煩脉數急者爲傳也

太陽主表一日則太陽受邪至二日當傳陽明若脉氣微而不傳陽明胃經受邪則喜吐寒邪傳裏者則变热如頗欲吐若煩躁脉急數者爲太陽寒邪变热傳於陽明也

傷寒二三日陽明少陽證不見者爲不傳也

傷寒二三日無陽明少陽證知邪不傳正在太陽經中也

太陽病發熱而渴不惡寒者爲温病

發热而渴不惡寒者陽明也此太陽受邪知爲温病非傷寒也積温成热所以發热而渴不惡寒也

若發汗已身灼熱者名曰風温風温爲病脉陰陽俱浮自汗出身重多眠睡鼻息必鼾語言難出若被下者小便不利直

視失溲若被火者微發黃色劇則如驚癇時瘈瘲若火熏之一逆尚引日再逆促命期傷寒發汗已則身凉若發汗已身灼熱者非傷寒爲風溫也風傷於上而陽受風氣風與溫相合則傷衛脉陰陽俱浮自汗出者衛受邪也衛者氣也風則傷衛溫則傷氣身重多眠睡者衛受風溫而氣昏也鼻息必鼾語言難出者風溫外甚而氣擁不利也若被下者則傷藏氣太陽膀胱經也內經曰膀胱不利爲癃不約爲遺溺癃者小便不利也太陽之脉起自內眥內經曰瞳子高者太陽不足戴眼者太陽已絕小便不利直視失溲爲下後竭津液損藏氣風溫外勝經曰欲絕也爲難治若被火者則火助風溫成熱微者熱瘀而發黃劇者熱甚生風如驚癇而時瘈瘲也先曾被火爲一逆若更以火熏之是再逆也一逆尚猶延引時日而不愈其再逆者必致危殆故云促命期

病有發熱惡寒者發於陽也無熱惡寒者發於陰也發於陽者七日愈發於陰者六日愈以陽數七陰數六故也陽爲熱也陰爲寒也發熱而惡寒寒傷陽也無熱而惡寒〻傷陰也

陽法火陰法水火成數七水成數六陽病七日愈者火數足也陰病六日愈者水數足也

太陽病頭痛至七日已上自愈者以行其經盡故也若欲作再經者鍼足陽明使經不傳則愈

傷寒自一日至六日傳三陽三陰經盡至七日當愈經曰七日太陽病衰頭痛少愈若七日不愈則太陽之邪再傳陽明鍼足陽明爲迎而奪之使經不傳則愈

太陽病欲解時從巳至未上

巳爲正陽則陽氣得以復也始於太陽終於厥陰六經各以三時爲解而太陽從巳至未陽明從申至戌少陽從寅至辰至於太陰從亥至丑少陰從子至寅厥陰從丑至卯者以陽行也速陰行也緩陽主於晝陰主於夜陽三經解時從寅至戌以陽道常饒也陰三經解時從亥至卯以陰道常乏之也內經曰陽中之太陽通於夏氣則巳午未太陽王也

乘

風家表解而不了了者十二日愈

中風家發汗解後未全快暢者十二日大邪皆去六經悉和則愈

病人身大熱反欲得近衣者熱在皮膚寒在骨髓也身大寒反不欲近衣者寒在

皮膚熱在骨髓也皮膚言淺骨髓言深皮膚言外骨髓言內身熱欲得衣者表熱裏寒也身寒不欲衣者表寒裏熱也太陽中風陽浮而陰弱陽浮者熱自發陰弱者汗自出嗇嗇惡寒淅淅惡風翕翕發熱鼻鳴乾嘔者桂枝湯主之陽以候衛陰以候榮陽脉浮者衛中風也陰脉弱者榮氣弱也風併於衛則衛實而榮虛故發熱汗自出也經曰太陽病發熱汗出者此爲榮弱衛強者是也嗇嗇者不足也惡寒之皃也淅淅者洒淅也惡風之皃也衛虛則惡風榮虛則惡寒榮弱衛強惡寒復惡風者以自汗出則皮膚緩腠理疎是亦惡風也翕翕者熇熇然而热也若合羽所覆言熱在表也鼻鳴乾嘔者風擁而氣逆也與桂枝湯和榮衛而散風邪也

桂枝湯方

桂枝三兩去皮 味辛熱 芍藥三兩 味酸微寒 甘草二兩炙 味甘平

生薑三兩切 味辛溫 大棗十二枚擘 味甘溫

內經曰辛甘發散爲陽桂枝湯辛甘之劑也所以發散風邪內經曰風淫所勝平以辛佐以苦甘以甘緩之以酸收之是以桂枝爲主芍藥甘草爲佐也內經曰風淫於內以甘緩之以辛散之是以生薑大棗爲使也

右伍味㕮咀以水柒升微火煑取三升去滓適寒温服壹升服已須臾歠熱稀粥壹升餘以助藥力温覆令壹時許遍身漐漐微似有汗者益佳不可令如水流漓病必不除若壹服汗出病差停後服不必盡劑若不汗更服依前法又不汗後服小促役其間半日許令叁服盡若病重者壹日壹夜服周時觀之服壹劑盡病證猶在者更作服若汗不出者乃服至貳叁劑禁生冷粘滑肉麪五辛酒酪

臭惡等物

太陽病頭痛發熱汗出惡風者桂枝湯主之頭痛者太陽也發熱汗出惡風者中風也與桂枝湯解散風邪

太陽病項背強几几反汗出惡風者桂枝加葛根湯主之几几者伸頸之皃也動則伸頸搖身而行項背強者動則如之項背几几者當無汗反汗出惡風者中風表虛也與桂枝湯以和表加麻黃葛根以祛風且麻黃主表實後葛根湯證云太陽病項背強几几無汗惡風葛根湯主之藥味正與此方同其無汗者當用麻黃今自汗出恐不加麻黃但加葛根也

太陽病下之後其氣上衝者可與桂枝湯方用前法若不上衝者不可與之太陽病屬表而反下之則虛其裏邪欲乘虛傳裏若氣上衝者裏不受邪而氣逆上與邪爭也則邪仍在表故當復與桂枝湯解外其氣不上衝者裏虛不能與邪爭邪氣已傳裏也故不可更與桂枝湯攻表

太陽病三日已發汗若吐若下若温針仍不解者此爲壞

病清救不中與也觀其脉證知犯何逆隨證治之太陽病三日中曾經發汗吐下溫針虛其正氣病仍不解者謂之壞病言爲醫所壞病也不可復与桂枝湯審觀脉證知犯何逆而治之逆者隨所逆而救之桂枝本爲解肌若其人脉浮緊發熱汗不出者不可與也常須識此勿令誤也脉浮發熱汗出惡風者中風也可与桂枝湯解肌脉浮緊發熱不汗出者傷寒也可与麻黄湯常須識此勿妄治也若酒客病不可與桂枝湯得湯則嘔以酒客不喜甘故也酒客內熱喜辛而惡甘桂枝湯甘酒客得之則中滿而嘔喘家作桂枝湯加厚朴杏子佳太陽病爲諸陽主氣風甚氣擁則生喘也与桂枝湯以散風加厚朴杏仁以降氣凡服桂枝湯吐者其後必吐膿血也內熱者服桂枝湯則吐如酒客之類也既亡津液又爲熱所摶其後必吐膿血吐膿血謂之肺痿金匱要畧曰熱在上焦爲肺痿謂或從汗或從嘔吐重亡津液故得之太陽病發汗遂漏不止其人惡

風小便難四支微急難以屈伸者桂枝加附子湯主之太陽病因發汗遂汗漏不止而惡風者爲陽氣不足因發汗陽氣益虛而皮腠不固也內經曰膀胱者州都之官津液藏焉氣化則出小便難者汗出亡津液陽氣虛弱不能施化四肢者諸陽之本也四肢微急難以屈伸者亡陽而脫液也針經曰液脫者骨屬屈伸不利與桂枝加附子湯以溫經復陽

太陽病下之後脉促胷滿者桂枝去芍藥湯主之若微惡寒者去芍藥方中加附子湯主之脉來數時一止復來者名曰促促爲陽盛則不因下後而脉促者也此下後脉促不得爲陽盛也太陽病下之其脉促不結胷者此爲欲解此下後脉促而復胷滿則不得爲欲解由下後陽虛表邪漸入而客於胷中也與桂枝湯以散客邪通行陽氣芍藥益陰陽虛者非所宜故去之陽氣已虛若更加之微惡寒則必當溫劑以散之故加附子

太陽病得之八九日如瘧狀發熱惡寒熱多寒少其人不嘔清便欲自可一日二三度發脉微緩者爲欲愈

也脉微而惡寒者此陰陽俱虛不可更發汗更下更吐也面色反有熱色者未欲解也以其不能得小汗出身必痒宜桂枝麻黄各半湯

傷寒八九日則邪傳再經又遍三陽欲傳三陰之時也傳經次第則三日傳遍三陽至四日陽去入陰不入陰者爲欲解其傳陰經第六日傳遍三陰爲傳經盡而當解其不解傳爲再經者至九日又遍三陽陽不傳陰則解如瘧發作有時也寒多者爲病進熱多者爲病退經曰厥少熱多其病爲愈寒多熱少陽氣退故爲進也今虽發熱惡寒而熱多寒少爲陽氣進而邪氣少也裏不和者嘔而利今不嘔清便自調者裏和也寒熱間日發者邪氣深也日一發者邪氣復常也日再發者邪氣淺也日二三發者邪氣微也內經曰大則邪至小則平言邪甚則脉大邪少則脉微今日數多而脉微緩者是邪氣微緩也故云欲愈脉微而惡寒者表裏俱虛也陽表也陰裏也脉微爲裏虛惡寒爲表虛以表裏俱虛故不可更發汗更下更吐也陰陽俱虛則面色青白反有熱色者表未解也熱色爲赤色也得小汗則和不得汗則得邪氣外散皮膚而爲痒也與桂枝麻黄各半湯小發

其汗以除表邪

太陽病初服桂枝湯反煩不解者先刺風池風府却與桂枝湯則愈煩者熱也服桂枝湯後當汗出而身凉和若反煩不解者風甚而未能散也先刺風池風府以通太陽之經而泄風氣却与桂枝湯解散則愈

服桂枝湯大汗出脉洪大者與桂枝湯如前法若形如瘧日再發者汗出必解宜桂枝二麻黄一湯經曰如服一劑病證猶在者故當復作本湯服之服桂枝湯汗出後脉洪大者病猶在也若形如瘧日再發者邪氣客於榮衛之間也与桂枝二麻黄一湯解散榮衛之邪

服桂枝湯大汗出後大煩渴不解脉洪大者白虎加人參湯主之大汗出脉洪大而不渴邪氣猶在表也可更与桂枝湯若大汗出脉洪大而煩渴不解者表裏有熱不可更与桂枝湯可与白虎加人參湯生津止渴和表散熱

太陽病發熱惡寒熱多寒少脉微弱者此無陽也不可發汗宜桂枝二越婢一湯方

桂枝二越婢一湯方

桂枝去皮　芍藥　甘草各十八銖　生薑壹兩三銖

大棗四枚擘　麻黃十八銖去節　石膏弍十四銖碎綿裹

胃為十二經之主脾治水穀為卑藏若婢内經曰脾主為胃行其津液是湯所以謂之越婢者以發越脾氣通行津液外臺方一名越脾湯即此義也

右柒味㕮咀以五升水煑麻黃壹弍沸去上沫内諸藥煑取貳升去滓溫服壹升本方當裁為越婢湯桂枝湯合飲壹升今合為一方桂枝二越婢一

服桂枝湯或下之仍頭項強痛翕翕發熱無汗心下滿微痛小便不利者桂枝去桂加茯苓白术湯主之

頭項強痛翕翕發熱雖經汗下為邪氣仍在表也心下滿微痛小便利者則欲成結胷今外證未罷无汗

小便不利則心下满微痛爲停飲也与桂枝湯以解外加茯苓白术利小便行留飲 傷寒脉浮自汗出小便數心煩微惡寒脚攣急反與桂枝湯欲攻其表此誤也得之便厥咽中乾煩躁吐逆者作甘草乾薑湯與之以復其陽若厥愈足温者更作芍藥甘草湯與之其脚即伸若胃氣不和譫語者少與調胃承氣湯若重發汗復加燒鍼者四逆湯主之 脉浮自汗出小便數而惡寒者陽氣不足也心煩脚攣急者陰氣不足也陰陽血氣俱虚則不可發汗若与桂枝湯攻表則又損陽氣故爲誤也得之便厥咽中乾煩躁吐逆者先作甘草乾姜湯復其陽氣得厥愈足温乃与芍藥甘草湯益其陰血則脚脛得伸陰陽雖復其有胃燥譫語少与調胃承氣湯微溏以和其胃重發汗爲亡陽加燒針則損陰内經曰榮氣微者加燒針則血不流行重發汗復燒針是陰陽之氣大虚四逆湯以復陰陽之氣

甘草乾薑湯方

甘草 肆兩炙 味甘平　乾薑 貳兩炮 味辛熱

內經曰辛甘發散爲陽甘草乾薑相合以復陽氣

右㕮咀以水叁升煑取壹升伍合去滓分温再服

芍藥甘草湯方

白芍藥 肆兩 味酸微寒　甘草 肆兩炙 甘平

芍藥白補而赤瀉白收而赤散也酸以收之甘以緩之酸甘相合用補陰血

右貳味㕮咀以水叁升煑取壹升半去滓分温再服之

調胃承氣湯方

大黃 肆兩去皮 清酒浸　甘草 貳兩炙 味甘平　芒消 半升 味鹹苦大寒

内經曰熱淫於内治以鹹寒佐以苦甘芒消鹹寒以除熱大黃苦寒以蕩實甘草甘平助二物推陳而緩中

右叁味㕮咀以水叁升煮取壹升去滓内芒消更上火微煮令沸少少温服之

四逆湯方

甘草貳兩炙味甘平　乾薑壹兩半味辛熱　附子壹枚生用去皮破捌片辛大熱

内經曰寒淫於内治以甘熱又曰寒淫所勝平以辛熱甘草姜附相合為甘辛大熱之劑乃可發散陰陽之氣

右叁味㕮咀以水叁升煮取壹升貳合去滓分温再服強人可大附子壹枚乾薑叁兩

問曰證象陽旦按法治之而增劇厥逆咽中乾兩脛

拘急而讝語師曰言夜半手足當温兩脚當伸後如師言何以知此荅曰寸口脉浮而大浮則爲風大則爲虛風則生微熱虛則兩脛攣病證象桂枝因加附子參其間增桂令汗出附子温經亡陽故也厥逆咽中乾煩躁陽明内結讝語煩乱更飲甘草乾薑湯夜半陽氣還兩足當熱脛尚微拘急重與芍藥甘草湯尒乃脛伸以承氣湯微溏則止其讝語故知病可愈

陽旦桂枝湯別名也前證脉微自汗出小便數心煩微惡寒脚攣急与桂枝湯證相似是證象陽旦也与桂枝湯而增劇得寸口脉浮大浮爲風邪大爲血虛卽於桂枝湯加附子温經以補虛增桂令汗出以祛風其有治之之逆而增厥者与甘草乾薑湯陽復而足温更与芍藥甘草湯陰和而脛伸表邪已解陰陽復而有陽明内結讝語煩乱少與調胃承氣湯微溏泄以和其胃則陰陽之氣皆和内外之邪悉去故知

病可愈

釋音

清涼上七正切 疫音役 忿孚吻切 疹之忍切，癮疹也 飧泄上音孫，下音薛 顖音信 痠音酸，疼也 頔頞上音拙，面骨也，下音遏，鼻莖也 逮音代，及也 砭悲廉切，石鍼也 焫如劣切 中病上音衆 之長音掌 嗌音益，咽也 沓徒合切 俱見音現 嚏丁計反 瘳音抽，病愈也 痼音固 迄許訖切，至也 狹懵上戶甲切，下莫孔切 殞羽粉切 晬祖對切，周歲也 痏羽軌切 膺於陵切，胸也 髃音偶，又音虞，肩前也 痓充至切，惡也，一曰風病 暍音謁，傷暑也 痙巨井切，強急也 几几音殊，短羽鳥飛几几也 攣力全切 內藥上音納 晡布胡切 洒蘇很切，驚皃 惡寒上烏路切 怫音佛 鼾音汗，卧息也 癃音隆 淅思歷切 熇許酷切，熱也 歠昌悅切 漐直立切，汗出皃 脛胡定切

傷寒論注解卷之二

注解傷寒論卷第三

仲景述　王叔和撰次　成無已注解

辨太陽病脉證并治中第六

太陽病項背強几几無汗惡風葛根湯主之 太陽病項背強几几汗出惡風者中風表虛也項背強几几无汗惡風者中風表実也表虛宜解肌表実宜發汗是以葛根湯發之也

葛根湯方

葛根肆兩　麻黄三兩去節　桂二兩去皮　芍藥二兩切

甘草二兩炙　生薑三兩切　大棗十二枚擘

本草云輕可去実麻黄葛根之屬是也此以中風表実故加二物於桂枝湯中也

右柒味㕮咀以水壹斗先煑麻黄葛根減貳升去

沫內諸藥煑取叁升去滓温服壹升覆取微似汗不須啜粥餘如桂枝法將息及禁忌

太陽與陽明合病者必自下利葛根湯主之傷寒有合病有併病本太陽病不解併於陽明者謂之併病二經俱受邪相合病者謂之合病合病者邪氣甚也太陽陽明合病者与太陽少陽合病陽明少陽合病皆言必自下利者以邪氣併於陰則陰實而陽虛邪氣併於陽則陽實而陰虛寒邪氣甚客於二陽二陽方外實而不主裏則裏氣虛故必下利与葛根湯以散經中甚邪

太陽與陽明合病不下利但嘔者葛根加半夏湯主之邪氣外甚陽不主裏裏氣不和氣下而不上者但下利而不嘔裏氣上逆而不下者但嘔而不下利与葛根湯以散其邪加半夏以下逆氣

葛根加半夏湯方

葛根肆兩　麻黃三兩去節湯泡去黃汁焙乾秤　生薑三兩切

甘草二两炙　芍藥二两　桂枝二两去皮　大棗十二枚擘

半夏半升洗

右捌味以水壹斗先煑葛根麻黃減貳升去白沫內諸藥煑取叁升去滓溫服壹升覆取微似汗

太陽病桂枝證醫反下之利遂不止脉促者表未解也喘而汗出者葛根黃連黃芩湯主之經曰不宜下而便攻之內虛熱入協熱遂利桂枝證者邪在表也而反下之虛其腸胃爲熱所乘遂利不止邪在表則見陽脉邪在裏則見陰脉下利脉微遲邪在裏也促爲陽盛雖下利而脉促者知表未解也病有汗出而喘者爲自汗出而喘也即邪氣外甚所致喘而汗出者爲因喘而汗出也即裏熱氣逆所致与葛根黃芩黃連湯散表邪除裏熱

葛根黃芩黃連湯方

葛根半斤 甘草二兩炙味甘平 黃芩二兩味苦寒 黃連三兩味苦寒

内經曰甘發散爲陽表未解者散以葛根甘草之甘苦以堅裏氣弱者堅以黃芩黃連

右肆味以水捌升先煮葛根減貳升内諸藥煮取貳升去滓分溫再服

太陽病頭痛發熱身疼腰痛骨節疼痛惡風無汗而喘者麻黃湯主之此太陽傷寒也寒則傷榮頭痛身疼腰痛以至牽連骨節疼痛者大陽經榮血不利也内經曰風寒客於人使人毫毛畢直皮膚閉而爲熱者寒在表也風并於衛衛實而榮虛者自汗出而惡風寒也寒并於榮榮實而衛虛者無汗而惡風也以榮強衛弱故氣逆而喘与麻黃湯以發其汗

麻黃湯方

麻黃參兩味甘溫去節 桂枝二兩去皮味辛熱 甘草一兩炙味甘平

杏人柒拾个湯去皮尖味辛温

内經曰寒淫於内治以甘熱佐以苦辛麻黄甘草開肌發汗桂枝杏人散寒下氣

右肆味以水玖升先煑麻黄減貳升去上沫内諸藥煑取二升半去滓温服捌合覆取微似汗不須啜粥餘如桂枝法將息

太陽與陽明合病喘而胷滿者不可下宜麻黄湯主之陽受氣於胷中喘而胷滿者陽氣不宣發壅而逆也心下滿腹滿皆為實當下之此以為胷滿非裏實故不可下雖有陽明然与太陽合病為屬表是与麻黄湯發汗

太陽病十日以去脉浮細而嗜卧者外已解也設胷滿脇痛者與小柴胡湯脉但浮者與麻黄湯十日以去向解之時也脉浮細而嗜卧者表邪已罷也病雖已和解之若脉但浮而不細者則邪氣但在表也与麻黄湯發散之

太陽中風脉

浮緊發熱惡寒身疼痛不汗出而煩躁者大青龍湯主之若脉微弱汗出惡風者不可服服之則厥逆筋惕肉瞤此為逆也大青龍湯主之（此中風見寒脉也浮則為風風則傷衛緊則為寒寒則傷榮榮衛俱病故發熱惡寒身疼痛也風并於衛者為榮弱衛強寒并於榮者為榮強衛弱今風寒兩傷則榮衛俱實故不汗出而煩躁也与大青龍湯發汗以除榮衛風寒若脉微弱汗出惡風者為榮衛俱虛反服青龍湯則必亡陽故生厥逆筋惕肉瞤此治之逆也）

大青龍湯方

麻黃（陸兩去節 味甘溫）　桂枝（貳兩去皮 味辛熱）　甘草（貳兩炙 味甘平）

杏人（肆拾个去皮尖 味苦甘溫）　生薑（叁兩切 味辛溫）　大棗（拾貳枚擘 味甘溫）

石膏如雞子大（碎 味甘微寒）

（辛甘均為發散然風宜辛散寒宜甘發以辛甘相合乃能發散榮衛之風寒麻黃甘草石膏杏人以

（發散榮中之寒桂枝姜棗以解除衛中之風）

右柒味以水玖升先煑麻黃減貳升去上沫內諸藥煑取叁升去滓溫服壹升取微似汗々出多者溫粉粉之壹服汗者停後服汗多亡陽遂虛惡風煩躁不得眠也

傷寒脉浮緩身不疼但重乍有輕時無少陰證者大青龍湯發之（此傷寒見風脉也傷寒者身疼此以風勝故身不疼中風者身重此以兼風故乍有輕時不發厥吐利无少陰裏證者為風寒外甚也與大青龍湯以發散表中風寒）

傷寒表不解心下有水氣乾嘔發熱而欬或渴或利或噎或小便不利少腹滿或喘者小青龍湯主之（傷寒表不解心下有水飲則水寒相搏肺寒氣逆故乾嘔發熱而欬針經曰形寒飲冷則傷肺以其兩寒相感中外皆傷故氣

逆而上行此之謂也与小青龍湯發汗散水水氣內漬則所傳不一故有或為之證隨證增損以解化之

小青龍湯方

麻黃叁兩去節 味甘溫　芍藥叁兩 味酸微寒　五味子半升 味酸溫

乾薑叁兩 味辛熱　甘草叁兩炙 味甘平　細辛叁兩 味辛溫

桂枝叁兩去皮 味辛熱　半夏半升湯洗 味辛微溫

寒邪在表非甘辛不能散之麻黃桂枝甘草之辛甘以發散表邪水停心下而不行則腎氣燥內經曰腎苦燥急食辛以潤之乾姜細辛半夏之辛以行水氣而潤腎欬逆而喘則肺氣逆內經曰肺欲收急食酸以收之芍藥五味子之酸以收逆氣而安肺

右捌味以水壹斗先煑麻黃減貳升去上沫內諸藥煑取叁升去滓溫服壹升

加減法

若[illegible]利者去麻黃加蕘花如雞子熬令赤色下利者不可攻其表汗出必脹蒲麻黃發其

陽水漬入胃必作利蕘花下十二水二去利則止
若渴者去半夏加栝蔞根叁兩辛燥而若潤半
夏辛而燥津液非渴者所宜故去之栝蔞味苦而
生津液故加之　若噎者去麻黃加附子一枚炮
經曰水得寒氣冷必相搏其人即䭇加附子溫散
水寒病人有寒復發汗胃中冷必吐蚘去麻黃惡
發汗　若小便不利少腹滿去麻黃加茯苓四兩
水畜下焦不行為小便不利少腹滿麻黃發津液
於外非所宜也茯苓泄畜水於下加所當也　若
喘者去麻黃加杏人半升去皮尖金匱要略曰　其
人形腫故不內麻黃內杏子以麻黃發
其陽故也喘呼形腫水氣標本之疾

傷寒心下有水氣欬而微喘發熱不渴服湯已渴者此寒去欲解也小青龍湯主之欬而微喘者水寒射肺也發熱不渴者表證未罷也與小青龍湯發表散水服湯已渴者裏氣溫水氣散為欲解也

太陽病外證未解脉浮弱者當以汗解宜桂枝湯脉浮弱者榮弱衛強也

太陽病下之微喘者表未解故也桂枝加厚朴杏人湯主

之下後大喘則為裏氣太虛邪氣傳裏正氣將脫也下後微喘則為裏氣上逆邪不能傳裏猶在表也與桂枝湯以解外加厚朴杏人以下逆氣

太陽病外證未解者不可下也下之為逆欲解外者宜桂枝湯主之經曰本發汗而復下之為逆也若先發汗治不為逆

太陽病先發汗不解而復下之脉浮者不愈浮為在外而反下之故令不愈今脉浮故知在外當須解外則愈宜桂枝湯主之經曰柴胡湯證具而以他藥下之柴胡證仍在者復与柴胡湯此雖已下之不為逆則其類矣

太陽病脉浮緊無汗發熱身疼痛八九日不解表證仍在此當發其汗服藥已微除其人發煩目瞑劇者必衄二乃解所以然者陽氣重故也麻黄湯主之脉浮緊無汗發熱身疼痛太陽傷寒也雖至八九日而表證仍在亦當發其汗既服溫暖發散湯藥雖未作大汗亦微除也煩者身熱也邪氣不為汗解鬱而變熱

蒸於經絡發於肌表故生熱煩肝受血而能視始者氣傷榮寒旣變熱則血爲熱搏肝氣不治故目瞑也劇者熱甚於經迫血妄行而爲衄得衄則熱隨血散而解陽氣重者熱氣重也与麻黄湯以解前太陽傷寒之邪也

太陽病脉浮緊發熱身無汗自衄者愈風寒在經不得汗解鬱而變熱衄則熱隨血散故云自衄者愈

二陽併病太陽初得病時發其汗々先出不徹因轉屬陽明續自微汗出不惡寒若太陽病證不罷者不可下下之爲逆如此可小發汗設面色緣々正赤者陽氣怫鬱在表當解之熏之若發汗不徹不足言陽氣怫鬱不得越當汗不汗其人躁煩不知痛處乍在腹中乍在四肢按之不可得其人短氣但坐以汗出不徹故也更發汗則愈何以知汗出不徹以脉濇故知也太陽病未解傳併入陽明而太陽證未罷者名

曰併病續自微汗出不惡寒者為大陽證罷陽明證具也法當下之若太陽證未罷者為表未解則不可下當小發其汗先解表也陽明之經循面色緣緣正赤者陽氣怫鬱在表也當解之熏之以取其汗若發汗不徹者不足言陽氣怫鬱止是當汗不汗陽氣不得越散邪無從出擁甚於經故躁煩也邪循經行則痛無常處或在腹中或在四肢按之不可得而短氣但責以汗出不徹更發汗則愈內經曰諸過者切之濇者陽氣有餘為身熱無汗是以脉濇知陽氣擁鬱而汗出不徹

脉浮數者法當汗出而愈若下之身重心悸者不可發汗當自汗出乃解所以然者尺中脉微此裏虛須表裏實津液自和便自汗出愈

經曰諸脉浮數當發熱而洒淅惡寒言邪氣在表也是當汗出愈若下之身重心悸者損其津液虛其胃氣若身重心悸而尺脉實者則下後裏虛邪氣乘虛傳裏也今尺脉微身重心悸者知下後裏虛津液不足邪氣不傳裏但在表也然以津液不足則不可發汗須裏氣實津液足便自汗出而愈

脉浮緊者法當身疼痛宜以汗解之假令尺中

遲者不可發汗何以知之然以榮氣不足血少故也針經曰奪血者無汗尺脉遲者為榮血不足故不可發汗脉浮者病在表可發汗宜麻黃湯浮為輕手得之以候皮膚之氣內經曰其在皮者汗而發之脉浮而數者可發汗宜麻黃湯浮則傷衛數則傷榮榮衛受邪為病在表故當汗散病常自汗出者此為榮氣和榮氣和者外不諧以衛氣不共榮氣和諧故尒以榮行脉中衛行脉外復發其汗榮衛和則愈宜桂枝湯風則傷衛寒則傷榮衛受風邪而榮不病者為榮氣和也衛既客邪則不能與榮氣和諧亦不能衛護皮膚是以常自汗出與桂枝湯解散風邪調和榮衛則愈病人藏無他病時發熱自汗出而不愈者此衛氣不和也先其時發汗則愈宜桂枝湯主之藏無他病裏和也衛氣不和表病也外臺云裏和表病汗之則愈所謂先其時者先其發熱汗出之時發汗則愈傷寒脉

浮緊不發汗因致衄者麻黄湯主之傷寒、脉浮緊邪在表也當与麻黄湯發汗若不發汗則邪無從出擁甚於經迫血妄行因致衄也

傷寒不大便六七日頭痛有熱者與承氣湯其小便清者知不在裏仍在表也當須發汗若頭痛者必衄宜桂枝湯不大便六七日頭痛有熱者故宜當下若小便清者知裏無熱則不可下經曰小便数者大便必鞕不更衣十日無所苦也況此不大便六七日小便清者不可責邪在裏是仍在表也与桂枝湯以解外若頭疼不已為表不罷鬱甚於經迫血妄行上為衄也

傷寒發汗解半日許復煩脉浮數者可更發汗宜桂枝湯主之煩者熱也發汗身凉為已解至半日許身復熱脉浮数者邪不尽也可更發汗与桂枝湯

凡病若發汗若吐若下若亡津液陰陽自和者必自愈重亡津液則不能作汗必待陰陽自和乃自愈矣

大下之後復發汗小便不利者亡津液故也勿治之得小

便利必自愈因亡津液而小便不利者不可以藥利之俟津液足小便利必自愈也下之後復發汗必振寒脈微細所以然者以內外俱虛故也發汗則表虛而亡陽下之則裏虛而亡血振寒者陽氣微也脈微細者陰血弱下之後復發汗晝日煩躁不得眠夜而安靜不嘔不渴無表證脈沉微身無大熱者乾薑附子湯主之下之虛其裏汗之虛其表既下又汗則表裏俱虛陽王於晝陽欲復虛不勝邪正邪交爭故晝日煩躁不得眠夜陰王陽虛不能與之爭是夜則安靜不嘔不渴者裏無熱也身无大熱者表無熱也又無表證而脈沉微知陽氣大虛陰寒氣勝與乾姜附子湯退陰復陽

乾薑附子湯方

乾薑壹兩味辛熱　附子壹枚生用去皮破捌片味辛熱

內經曰寒淫所勝平以辛熱虛寒大甚是以辛熱劑勝之也

右貳味以水叁升煑取壹升去滓頓服

發汗後身疼痛脉沉遲者桂枝加芍藥生薑各一兩人參三兩新加湯主之汗後身疼痛邪氣未盡也脉沉遲榮血不足也經曰其脉沈者榮氣微也又曰遲者榮氣不足血少故也与桂枝湯以觧未尽之邪加芍藥生薑人參以益不足之血

發汗後不可更行桂枝湯汗出而喘無大熱者可與麻黃杏人甘草石膏湯主之發汗後喘當作桂枝加厚朴杏人湯汗出則喘愈今汗出而喘爲邪氣擁甚桂枝湯不能發散故不可更行桂枝湯汗出而喘有大熱者内熱氣甚也無大熱者表邪必甚也与麻黃杏子甘草石膏湯以散其邪

麻黃杏人甘草石膏湯方

麻黃肆兩去節 味甘溫　杏人伍拾箇去皮尖 味甘溫

甘草貳两炙 味甘平　石膏半斤碎綿裹 味甘寒

內經曰肝苦急急食甘以緩之風氣通於肝風邪外甚故以純甘之劑發之

右肆味以水柒升先煑麻黃減貳升去上沫內諸藥煑取貳升去滓温服壹升本云黃耳柸

發汗過多其人叉手自冒心心下悸欲得按者桂枝甘草湯主之

發汗過多亡陽也陽受氣於胷中胷中陽氣不足故病叉手自冒心心下悸欲得按者與桂枝甘草湯以調不足之氣

桂枝甘草湯方

桂枝肆兩去皮味辛熱　甘草貳兩炙味甘平

桂枝之辛走肺而益氣甘草之甘入脾而緩中

右貳味以水參升煑取壹升去滓頓服

發汗後其人臍下悸者欲作奔豚茯苓桂枝甘草大

棗湯主之汗者心之液發汗後臍下悸者心氣虛而腎氣發動也腎之積名曰奔豚發則從少腹上至心下為腎氣逆欲上凌心今臍下悸為腎氣發動故云欲作奔豚與茯苓桂枝甘草大棗湯以降腎氣

茯苓桂枝甘草大棗湯方

茯苓半斤味甘平　甘草貳兩炙味甘平　大棗拾伍枚擘味甘平

桂枝肆兩去皮

茯苓以伐腎邪桂枝能泄奔豚甘草大棗之甘滋助脾土以平腎氣煎用甘爛水者揚之無力取不助腎氣也

右肆味以甘爛水壹斗先煑茯苓減貳升內諸藥煑取參升去滓溫服壹升日參服作甘爛水法取水貳斗置大盆內以杓揚之水上有珠子伍陸千

顆相逐取用之

發汗後腹脹滿者厚朴生薑甘草半夏人參湯主之吐後腹脹與下後腹滿皆爲實言邪氣乘虛入裏爲實發汗後外已解也腹脹滿知非裏實由脾胃津液不足氣濇不通壅而爲滿與此湯和脾胃而降氣

厚朴生薑甘草半夏人參湯方

厚朴半斤去皮炙味苦溫　生薑半斤切味辛溫　半夏半升洗味辛平

人參壹兩味甘溫　甘草貳兩炙味甘平

內經曰脾欲緩急食甘以緩之用苦泄之厚朴之苦以泄腹滿人參甘草之甘以益脾胃半夏生薑之辛以散滯氣

右伍味以水壹斗煮取參升去滓溫服壹升日三服

傷寒若吐若下後心下逆滿氣上衝胷起則頭眩脉沈緊發汗則動經身爲振振搖者茯苓桂枝白术甘草湯主之吐下後裏虚氣上逆者心下逆滿氣上衝胷表虚陽不足起則頭眩脉浮緊爲邪在表當發汗脉沈緊爲邪在裏則不可發汗〻〻則外動經絡損傷陽氣陽氣外虚則不能主持諸脉身爲振〻搖也與此湯以和經益陽

茯苓桂枝白术甘草湯方

茯苓肆兩味甘平　桂枝叁兩去皮味辛熱　白术貳兩味苦甘溫

甘草貳兩炙味甘平

陽不足者補之以甘茯苓白术生津液而益陽也裏氣逆者散之以辛桂枝甘草行陽散氣

右肆味以水陸升煑取三升去滓分溫叁服

發汗病不解反惡寒者虚故也芍藥甘草附子湯主

之發汗病解則不惡寒發汗病不解表實者亦不惡寒今發汗病且不解又反惡寒者榮衛俱虛也汗出則榮虛惡寒則衛虛与芍藥甘草附子湯以補榮衛

芍藥甘草附子湯方

芍藥叁兩味酸微寒　甘草叁兩炙味甘平　附子壹枚炮去皮破捌片味辛熱

芍藥之酸收斂津液而益榮附子之辛溫固陽氣而補衛甘草之甘調和辛酸而安正氣

已上叁味以水伍升煑取壹升伍合去滓分温服

疑非仲景意

發汗若下之病仍不解煩躁者茯苓四逆湯主之發汗若下病宜解也若病仍不解則發汗外虛陽氣下之內虛陰氣陰陽俱虛邪獨不解故生煩躁与茯苓四逆湯以復陰陽之氣

茯苓四逆湯方

茯苓陸兩味甘平　人參壹兩味甘温　附子壹枚生用去皮破捌片味辛熱

甘草貳兩炙味甘平　乾薑壹兩半味辛熱

四逆湯以補陽加茯苓人參以益陰

右伍味以水伍升煑取叁升去滓温服柒合日三服

發汗後惡寒者虚故也不惡寒但熱者實也當和胃氣與調胃承氣湯汗出而惡寒者表虚也汗出而不惡寒但熱者裏實也經曰汗出不惡寒者此表解裏未和与調胃承氣湯和胃氣

太陽病發汗後大汗出胃中乾煩躁不得眠欲得飲水者少少與飲之令胃氣和則愈若脉浮小便不利微熱消渴者與五苓散主之發汗已解胃中乾煩躁不得眠欲飲水者少少与之胃氣得潤則愈若脉浮者表未解也飲水多而小便

少者謂之消渴裏熱甚實也微熱消消渴者熱未成實上焦燥也與五苓散生津液和表裏

五苓散方

豬苓 拾捌銖味甘平去皮

澤瀉 壹兩陸銖半味酸鹹

茯苓 拾捌銖味甘平

桂 半兩去皮味辛熱

白术 拾捌銖味甘平

淡者一也口入一而為甘甘甚而反淡甘緩而淡滲豬苓白术茯苓三味之甘潤虛燥而利津液鹹味下泄為陰澤瀉之鹹以泄伏水辛甘發散為陽桂枝之辛甘以和肌表

右伍味為末以白飲和服方寸匕日叁服多飲暖水汗出愈

發汗已脉浮數煩渴者五苓散主之發汗已浮數者表邪未尽也煩渴亡津液胃燥也与五苓散和表潤燥

傷寒汗出而渴者五苓散主之不渴者茯苓甘草湯主之傷寒汗出而渴者亡津液胃燥邪氣漸傳裏也五苓

散以和表裏若汗出不渴者邪氣不傳裏但在表而表虛也与茯苓甘草湯和表合衛

茯苓甘草湯方

茯苓貳兩 味甘平　桂枝貳兩去皮 味辛熱　生薑叁兩切 味辛温

甘草壹兩炙 味甘平

茯苓、甘草之甘益津而和衛桂枝生薑之辛助陽氣而解表

右肆味以水肆升煮取貳升去滓分温叁服

中風發熱六七日不解而煩有表裏證渴欲飲水水入則吐者名曰水逆五苓散主之中風發熱至六七日則當解若不解煩者邪在表也渴欲飲水邪傳裏也裏熱甚則能水水入則不吐裏熱少則不能消水停積不散飲而吐水也以其因水而吐故名水逆与五苓散和表裏散停飲

未持脉時病人手叉自冒心師因教試令欬而不欬者此必兩耳聾無聞也

所以然者，以重發汗虛故如此。發汗多亡陽，胷中陽氣不足者，病人手叉自冒心。師見外證，知陽氣不足也。又試令欬而不即欬者，耳聾也。知陽氣虛明矣。耳聾者，陽氣虛，精氣不得上通於耳故也。

發汗後，飲水多必喘，以水灌之亦喘。喘，肺疾。飲水多喘者，飲冷傷肺也。以冷水灌洗而喘者，形寒傷肺也。

發汗後，水藥不得入口，為逆。若更發汗，必吐下不止。發汗後水藥不得入口，為之吐逆。發汗亡陽，胃中虛冷也。若更發汗，則愈損陽氣，胃氣大虛，故吐下不止。

發汗吐下後，虛煩不得眠，若劇者，必反覆顛倒，心中懊憹，梔子豉湯主之。發汗吐下後，邪熱乘虛客於胷中，謂之虛煩者，熱也。胷中煩熱鬱悶而不得發散者是也。熱氣伏於裏者，則喜睡。令熱氣浮於上，煩擾陽氣，故不得眠。心惡熱，々甚則必神昏，是以劇者反覆顛倒而不安，心中懊憹而憒悶。懊憹者，俗謂鶻突是也。內經曰：其高者因而越之。与梔子豉湯以吐胷中之邪。

梔子豉湯方

梔子十四枚味苦寒擘　香豉四合味苦寒綿裹

酸苦湧泄為陰苦以湧吐寒以勝熱梔子豉湯相合吐劑宜矣

右貳味以水肆升先煑梔子得貳升半内豉煑取壹升半去滓分為貳服温進壹服得吐者止後服

若少氣者梔子甘草豉湯主之若嘔者梔子生薑豉湯主之少氣者熱傷氣也加甘草以益氣嘔者熱煩而氣逆也加生姜以散氣少氣則氣為熱搏散而不收者甘以補之可也嘔則氣為熱搏逆而不散者辛以散之可也

發汗若下之而煩熱胸中窒者梔子豉湯主之陽受氣於胸中發汗若下使陽氣不足邪熱客於胸中結而不散故煩熱而胸中窒塞与梔子豉湯以吐胸中之邪

傷寒五六日大下之後身熱不去心中結痛者未欲解也梔子豉湯主之傷寒五六日邪氣在裏之時若大下後身熱去心胸空者為欲解若大下後身熱去而心結痛

者結胸也身熱不去心中結痛者虛煩也結胸為熱結胸中為實是熱氣已收斂於內則外身熱去虛煩為熱客胸中未結為實散漫為煩是以身熱不去六七日為欲解之時以熱為虛煩故云未欲解也與梔子豉湯以吐除之

傷寒下後心煩腹滿臥起不安者梔子厚朴湯主之下後但腹滿而不心煩即邪氣入裏為裏實但心煩而不腹滿即邪氣在胸中為虛煩既煩且滿則邪氣壅於胸腹之間也滿則不能坐煩則不能臥故令臥起不安與梔子厚朴湯吐煩泄滿

梔子厚朴湯方

梔子十四枚擘味苦寒　厚朴四兩薑炙苦溫　枳實四枚水浸去穰炒味苦寒

酸苦湧泄梔子之苦以湧虛煩厚朴枳實之苦以泄腹滿

已上叁味以水三升半煑取壹升半去滓分貳服溫進壹服得吐者止後服

傷寒醫以丸藥大下之身熱不去微煩者梔子乾薑湯主之丸藥不能除热但損正氣邪氣乘虛留於胷中而未入深者則身热不去而微煩与梔子乾姜湯吐煩正氣

梔子乾薑湯方

梔子十四枚擘 味苦寒 乾薑二兩 味辛熱

苦以湧之梔子之苦以吐煩辛以潤之乾姜之辛以益氣

右貳味以水三升半煑取壹升半去滓分貳服温進壹服得吐者止後服

凡用梔子湯病人舊微溏者不可與服之病人舊微溏者裏虛而寒在下也雖煩則非蘊热故不可与梔子湯内經曰先泄而後生他病者治其本必且調之後乃治其他病

太陽病發汗汗出不解其人仍發熱心下悸頭眩

身瞤動振振欲擗地者眞武湯主之發汗不解仍發熱邪氣未解也心下悸頭眩身瞤動振〻欲擗地者汗出亡陽也裏虛爲悸上虛爲眩經虛爲身瞤振〻搖与眞武湯主之温經復陽

咽喉乾燥者不可發汗津液不足也

淋家不可發汗發汗必便血膀胱裏熱則淋反以湯藥發汗亡耗津液增益客熱膀胱虛燥必小便血

瘡家雖身疼痛不可發汗發汗則痓表虛聚熱則生瘡〻家身疼如傷寒不可發汗發汗則表氣愈虛熱毒愈甚生風故変痓也

衄家不可發汗汗出必額上陷脉急緊直視不能眴不得眠衄者上焦亡血也若發汗則上焦津液枯竭經絡乾澁故額上陷脉急緊諸脉者皆屬於目筋脉緊急則牽引其目故直視不能眴眴瞬合目也針經曰陰氣虛則目不瞑亡血爲陰虛是以不得眠也

亡血家不可發汗發汗則寒慄而振針經曰奪血者毋汗奪汗者毋血亡血發汗則陰陽俱虛故寒慄而振搖

汗家重發汗必恍惚心亂小便已陰疼與禹餘粮

九關汗者心之液汗家重發汗則心虛恍惚心乱奪汗則无水故小便已陰中疼病人有
寒復發汗胃中冷必吐蚘病人有寒則當温散反發汗損陽氣胃中冷必吐蚘
也本發汗而復下之此為逆也若先發汗治不為逆
本先下之而反汗之為逆若先下之治不為逆病在表者
汗之為宜下之為逆病在裏者下之為宜汗之為逆經曰陽盛陰虛汗之則死下之則愈陽虛陰盛汗之
則愈下之則死傷寒醫下之續得下利清穀不止身疼痛者
急當救裏後身疼痛清便自調者急當救表救裏宜
四逆湯救表宜桂枝湯傷寒下之續得下利清谷不止身疼痛者急當救裏著以
裏氣不足必先救之急与四逆湯得清便自調知裏氣已和然後急与桂枝湯以救表身疼者表邪也內
經曰病發而不足標而本之先治其標後治其本此以寒為本也病發熱頭痛脉反
沈若不差身體疼痛當救其裏宜四逆湯發熱頭痛表病也脉

反沉若裏脉也經曰表有病者脉當浮大今脉反沉遲故知愈也見表病而得裏脉則當差若不差爲內虛寒甚也与四逆湯救其裏

太陽病先下之而不愈因復發汗以此表裏俱虛其人因致冒冒家汗出自愈所以然者汗出表和故也得裏和然後復下之

冒者鬱也下之則裏虛而亡血汗之則表虛而亡陽表裏俱虛寒氣怫鬱其人因致冒金匱要略曰亡血復汗寒多故令鬱冒汗出則怫鬱之邪得解則冒愈金匱要略曰冒家欲解必大汗出汗出表和而裏未和者然後復下之

太陽病未解脉陰陽俱停必先振慄汗出而解但陽脉微者先汗出而解但陰脉微者下之而解若欲下之宜調胃承氣湯主之

脉陰陽俱停无偏勝者陰陽氣和也經曰寸口關上尺中三處大小浮沉遲數同等此脉陰陽爲和平雖劇當愈令今陰陽旣和必先振慄汗出而解但陽脉微者陽不足而陰有餘也經曰陽虛陰盛汗之則愈陰脉微者陰不足而陽有餘也經曰陽盛陰虛下之則愈

太陽

病發熱汗出者此爲榮弱衛強故使汗出欲救邪風者宜桂枝湯太陽中風ミ併於衛則衛實而榮虛榮者陰也衛者陽也發热汗出陰弱陽強也內經曰陰虛者陽必湊之故少氣時热而汗出与桂枝湯解散風邪調和榮衛

傷寒五六日中風往來寒熱胷脇苦滿默默不欲飲食心煩喜嘔或胷中煩而不嘔或渴或腹中痛或脇下痞鞕或心下悸小便不利或不渴身有微熱或欬者與小柴胡主之病有在表者有在裏者有在表裏之間者此邪氣在表裏之間謂之半表半裏證五六日邪氣自表傳裏之時中風者或傷寒至五六日也玉函曰中風五六日傷寒往來寒热即是或中風或傷寒非是傷寒再中風中風復傷寒也經曰傷寒中風有柴胡證但見一證便是不必悉具者正是謂或中風或傷寒也邪在表則寒邪在裏則熱今邪在半表半裏之間未有定処是以寒热往来也邪在表則心腹不滿邪在裏則心腹脹滿今止言胷脇苦滿知邪氣在表裏之間未至於心腹滿言胷脇苦滿知邪氣

在表裏也默默靜也邪在表則呻吟不安邪在裏則煩悶亂內經曰陽入之陰則靜默默者邪方自表之裏在表裏之間也邪在表則能食邪在裏則不能食不欲食者邪在表裏之間未至於必不能食也邪在表則不煩不嘔邪在裏則煩而嘔喜嘔者邪在表方傳裏也邪初入裏未有定處則所傳不一故有或為之證有柴胡證但見一證便是即是此或為之證

小柴胡湯方

柴胡 半斤味苦微寒　黃芩 三两味苦寒　人參 三两味甘溫

甘草 三两味甘平　半夏 半升洗味辛溫　生薑 三两切味辛溫

大棗 十二枚擘味甘溫

內經曰熱淫于內以苦發之柴胡黃芩之苦以發傳邪之熱裏不足者以甘緩之人參甘草之甘以緩中和之氣邪半入裏則裏氣逆辛以散之半夏以除煩嘔邪在半表則榮衛爭之辛甘解之薑棗以和榮衛

右柒味以水壹斗二升煑取陸升去滓再煎取三升温服壹升日三服

後加減法

若胷中煩而不嘔去半夏人參加括蔞實壹枚胷中煩而不嘔熱聚而氣不逆也甘者令人中滿方熱聚无用人參之補辛散逆氣既不嘔无用半夏之辛温熱宜寒療聚宜苦括蔞實苦寒以泄胷中蘊熱

若渴者去半夏加人參合前成肆兩半括蔞根肆兩半夏燥津液非渴者所宜人參甘而潤括蔞根苦而凉微熱生津二物為當

若腹中痛者去黃芩加芍藥三兩去黃芩惡寒中加芍藥以通壅

若脇下痞鞕去大棗加牡蠣肆兩甘令人中滿痞者去大棗之甘鹹以耎之痞鞕者加牡蠣之鹹

若心下悸小便不利者去黃芩加茯苓肆兩飲而水畜不行為悸小便不利內經曰腎欲堅急食苦以堅腎則水益堅故去黃芩淡味滲泄為陽茯苓甘淡以泄伏水

若不渴外有微熱者去人參加桂

三兩温覆取微汗愈不渴者裏和也故去人參外有微熱表未解也加桂以發汗若欬者去人參大棗生薑加五味子半升乾薑二兩欬者氣逆也甘則壅氣故去人參大棗內經曰肺欲收急食酸以收之五味子之酸以收逆氣肺寒則欬散以辛熱故易生薑以乾薑之熱也

血弱氣盡腠理開邪氣因入與正氣相搏結於脇下正邪分爭往來寒熱休作有時默默不欲飲食藏府相連其痛必下邪高痛下故使嘔也小柴胡湯主之人之氣血隨時盛衰當月郭空之時則為血弱氣盡腠理開踈之時也邪氣乘虛傷人則深針經曰月郭空則海水東盛人血氣虛衛氣去形獨居肌肉減皮膚緩腠理開毛髮殘瞧理薄垢落當是時遇賊風則其入深者是矣邪因正虛自表之裏而結於脇下与正分争作往来寒熱默〻不欲飲食下為自外之内經絡与藏府相連氣隨經必傳於裏故曰其痛下痛一作病邪在上焦為邪高邪漸傳裏為痛下裏氣与邪氣相搏逆而上行故使嘔也与小柴胡湯以解半表半裏之邪

服柴胡湯已渴者屬陽明也以法治之服小柴胡湯表邪已而渴裏邪傳於陽明也以陽明治之

得病六七日脉遲浮弱惡風寒手足温醫二三下之不能食而脇下滿痛面目及身黄頸項強小便難者與柴胡湯後必下重本渴而飲水嘔者柴胡湯不中與也食穀者噦得病六七日脉遲浮弱惡風寒手足温則邪氣在半表半裏未為実反二三下之虚其胃氣損其津液邪蘊於裏故不能食而脇下滿痛胃虚為热烝之熏發於外面目及身悉黄也頸項強者表仍未解也小便難者内亡津液雖本柴胡湯證然以表裏虚下焦氣澁而小便難若与柴胡湯又走津液後必下重也不因飲水而嘔者柴胡湯證若本因飲而嘔者水停心下也金匱要略曰先渴却嘔者為水停心下此屬飲家飲水者水停而嘔食穀者物聚而噦皆非小柴胡湯所宜二者皆柴胡湯之戒不可不識也

傷寒四五日身熱惡風頸項強脇下滿手足温而渴者小柴胡湯主之身热惡風頸項

強者表未解也脇下滿而渴者裏不和也邪在表則手足通熱邪在裏則手足厥寒今手足温者知邪在表裏之間也与小柴胡湯以解表裏之邪

傷寒陽脉澁陰脉弦法當腹中急痛者先與小建中湯不差者與小柴胡湯主之陽脉澁陰弦而腹中急痛者當作裏有虚寒治之与小建中湯温中散寒若不差者非裏寒也必由邪氣自表之裏〻氣不利所致与小柴胡湯去黄芩加芍藥以除傳裏之邪

小建中湯方

桂枝三兩去皮 味辛热

甘草三兩炙 味甘平

大棗十二枚擘 味甘温

芍藥六兩 味酸微寒

生薑三兩切 味辛温

膠飴一升 味甘温

建中者建脾也內經曰脾欲緩急食甘以緩之膠飴大棗甘草之甘以緩中也辛潤散也榮衛不足潤而散之桂枝生姜之辛以行榮衛酸收也泄也正氣虛弱收而行之芍藥之酸以收正氣

右陸味以水七升煑取三升去滓內膠飴更上微

火消解温服一升日三服嘔家不可用建中湯以甜故也

傷寒中風有柴胡證但見一證便是不必悉具柴胡證是邪氣在表裏之間也或胸中煩而不嘔或渴或腹中痛或脇下痞鞕或心下悸小便不利或不渴身有微熱或欬但見一證便宜与柴胡湯治之不必待其證候全具也

凡柴胡湯病證而下之若柴胡證不罷者復與柴胡湯必蒸蒸而振却發熱汗出而解邪在半表半裏之間為柴胡證即未作裏實醫便以藥下之若柴胡證仍在者雖下之不為逆可復与柴胡湯以和解之得湯邪氣還表者外作蒸蒸而热先經下裏虛邪氣欲出內則振振然也正氣勝陽氣生却後發热汗出而解也

傷寒二三日心中悸而煩者小建中湯主之傷寒二三日邪氣在表未當傳裏之時心中悸而煩是非邪氣搏所致心悸者氣虛也煩者血虛也以氣血內虛与小建中湯先建其裏

太陽病過經十餘

日反二三下之後四五日柴胡證仍在者先與小柴胡湯嘔不止心下急鬱鬱微煩者為未解也與大柴胡下之則愈日數過多累經攻下而柴胡證不罷者亦須先与小柴胡湯以解其表經曰凡柴胡湯疾證而下之若柴胡證不罷者復与柴胡者是也嘔止者表裏和也若嘔不止鬱鬱微煩者裏熱已甚結於胃中也与大柴胡湯下其裏熱則愈

大柴胡湯方

柴胡半斤　味甘平　黃芩叁兩　味苦寒　芍藥叁兩　味酸微寒

半夏半升洗　味辛溫　生薑五兩切　味辛溫　枳實四枚炙　味苦寒

大棗拾弍枚擘　味甘溫　大黃弍兩　味苦寒

柴胡黃芩之苦入心而折熱枳實芍藥之酸苦湧泄而扶陰辛者散也半夏之辛以散逆氣辛甘和也姜棗之辛甘以和榮衛

右柒味以水壹斗貳升煑取陸升去滓再煎温服壹升日叁服一方用大黄貳兩若不加大黄恐不爲大柴胡湯也

傷寒十三日不解胷脇滿而嘔日晡所發潮熱已而微利此本柴胡證下之而不得利今反利者知醫以丸藥下之非其治也潮熱者實也先宜小柴胡湯以解外後以柴胡加芒消湯主之（傷寒十三日再傳經尽當解之時也若不解胷脇滿而嘔者邪氣由在表裏之間此為柴胡湯證若以柴胡湯下之則更无潮热自利醫反以丸藥下之虛其腸胃邪热乘虛入府日晡所發潮热已而利也潮热雖為热实然胷腸之邪未已故先与小柴胡湯以解外後以柴胡加芒消以下胃热）

傷寒十三日不解過經譫語者以有熱也當以湯下之若小便利者大便當鞕而

反下利脉調和者知醫以丸藥下之非其治也若自下利者脉當微厥今反和者此爲内實也調胃承氣湯主之傷寒十三日再傳經盡謂之過經譫語者陽明胃熱也當以諸承氣湯下之若小便利者津液偏滲大便當鞕反下利者知醫以丸藥下之也下利脉微而厥者虛寒也今脉調和則非虛寒由腸虛胃熱協熱而利也与調胃承氣湯以下胃熱

太陽病不解熱結膀胱其人如狂血自下下者愈其外不解者尚未可攻當先解外外解已但少腹急結者乃可攻之宜桃核承氣湯方太陽膀胱經也太陽經邪熱不解隨經入府爲熱結膀胱其人如狂者爲未至於狂但不寧尒經曰其人如狂者以熱在下焦太陽多熱〻在膀胱必与血相搏若血不爲畜爲熱迫之則血自下血下則熱隨血出而愈若血不下者則血爲熱搏畜積於下而少腹急結乃可攻之与桃核承氣湯下熱散血內經曰從外之內而盛於內者先治其外後調其內此之謂也

桃核承氣湯方

桃人伍拾个去皮尖味甘平　桂枝二兩去皮味辛熱　大黄四兩

芒消二兩　甘草二兩炙

甘以緩之辛以散之少腹急結緩以桃人之甘下焦畜血散以桂枝辛熱之氣寒以取之熱甚搏血故加二物於調胃承氣湯中也

右伍味以水七升煑取貳升半去滓内芒消更上火微沸下火先食温服伍合日叁服當微利

傷寒八九日下之胷滿煩驚小便不利譫語一身盡重不可轉側者柴胡加龍骨牡蠣湯主之傷寒八九日邪氣已成熱而復傳陽經之時下之虛其裏而熱不除胷滿而煩者陽熱客於胷中也驚者心惡熱而神不守也小便不利者裏虛津液不行也譫語者胃熱也一身尽重不可轉側者陽氣内行於裏不營於表也与柴

胡湯以除胷滿而煩加龍骨牡蠣鉛丹收斂神氣而鎮驚加茯苓以行津液利小便加大黃以逐胃熱止讝語加桂枝以行陽氣而解身重錯雜之邪斯悉愈矣

柴胡加龍骨牡蠣湯方

半夏二合洗　大棗陸枚　柴胡四兩　生薑一兩半

人參一兩半　龍骨一兩半　鉛丹一兩半　桂枝一兩半去皮

茯苓壹兩半　大黃二兩　牡蠣一兩半熬

右拾壹味以水八升煑取肆升內大黃切如碁子更煑壹貳沸去滓溫服壹升

傷寒腹滿讝語寸口脉浮而緊此肝乘脾也名曰縱刺期門腹滿讝語者脾胃疾也浮而緊者肝脉也脾病見肝脉木行乘土也經曰水行乘火木行乘土名曰縱此其類矣期門者肝之募刺之以寫肝經盛氣

傷寒發熱嗇嗇惡寒

大渴欲飲水其腹必滿自汗出小便利其病欲解此肝乘肺也名曰橫刺期門傷寒發熱嗇嗇惡寒肺病也大渴欲飲水肝氣勝也玉函曰作大渴欲飲酢漿是知肝氣勝也傷寒欲飲水者愈若不愈而腹滿者此肝行乘肺水不得行也經曰木行乘金名橫刺期門以冩肝之盛氣肝肺氣平水散而津液得通外作自汗出內爲小便利而解也太陽病二日反躁反熨其背而大汗出大熱入胃胃中水竭躁煩必發讝語十餘日振慄自下利者此爲欲解也故其汗從腰已下不得汗欲小便不得反嘔欲失溲足下惡風大便鞕小便當數而反不數及多大便已頭卓然而痛其人足心必熱穀氣下流故也太陽病二日則邪在表不當發躁而反躁者熱氣行於裏也反熨其背而發汗大汗出則胃中乾燥火熱入胃胃中燥熱躁煩而讝語至十餘日振慄自下利者火邪勢微陰氣復生津液得復也故爲欲解

火邪去大汗出則愈若從腰以下不得汗則津液不得下通故欲小便不得熱氣上逆而反嘔也欲失溲足下惡風者氣不得通於下而虛也津液偏滲令大便鞕者小便當數經曰小便數者大便必鞕也此以火熱內爍津液不得下通故小便不數及不多也若火熱消津液和則結鞕之便得潤因自大便也便已頭卓然而痛者先大便鞕則陽氣不得下通既得大便則陽氣降下頭中陽虛故卓然而痛穀氣者陽氣也先陽氣不通於下之時足下惡風今陽氣得下故足心熱也

太陽病中風以火劫發汗邪風被火熱血氣流溢失其常度兩陽相熏灼其身發黃陽盛則欲衄陰虛則小便難陰陽俱虛竭身體則枯燥但頭汗出劑頸而還腹滿微喘口乾咽爛或不大便久則譫語甚者至噦手足躁擾捻衣摸牀小便利者其人可治風為陽邪因火熱之氣則邪風愈甚迫於血氣使血氣流溢失其常度風与火氣謂之兩陽兩陽相熏灼熱發於外必發身黃若熱搏於經絡為陽盛外熱迫血上

行必衄熱搏於内者爲陰虚内熱必小便難若熱消血氣二〻少爲陰陽俱虚血氣虚少不能榮於身躰爲之枯燥三陽經絡至頭三陰至胷中而還但頭汗出劑頸而還者熱氣炎上搏陽而不搏於陰也内經曰諸脹腹大皆屬於熱腹滿㵐喘者熱氣内鬱也内經曰火氣内發上爲口乾咽爛者火熱上熏也熱氣上而不下者則大便不鞭若熱氣下入胃消耗津液則大便鞭故云或不大便久則胃中燥熱必發讝語内經曰病深者其声噦火氣大甚正氣逆乱則噦内經曰四肢者諸陽之本也陽盛則四肢實火熱大甚故手足躁擾捻衣摸牀擾乱也小便利者爲火未劇津液未竭而猶可治也

傷寒脉浮醫以火迫劫之亡陽必驚狂起卧不安者桂枝去芍藥加蜀漆牡蠣龍骨救逆湯主之

傷寒脉浮責邪在表醫以火劫發汗〻出大出者亡其陽汗者心之液亡陽則心氣虚心惡熱火邪内迫則心神浮越故驚狂起卧不安与桂枝湯解未尽表邪去芍藥以芍藥益陰非亡陽所宜也火邪錯逆加蜀漆之辛以散之陽氣亡脱加龍骨牡砺之澁以固之本草云澁可去脱龍骨牡砺之属是也

桂枝去芍藥加蜀漆龍骨牡礪救逆湯方

桂枝叁两去皮　甘草貳两炙　生薑叁两切　牡礪伍两熬味酸鹹

龍骨四两味甘平　大棗拾弍枚擘　蜀漆叁兩洗去腥味辛平

右柒味以水壹斗貳升先煮蜀漆減貳升內諸藥煮取叁升去滓溫服壹升

形作傷寒其脈不弦緊而弱二者必渴被火者必讝語弱者發熱脈浮解之當汗出愈形作傷寒謂頭痛身熱也脈不弦緊則无傷寒表脈也經曰諸弱發熱則脈弱爲裏熱故云弱者必渴若被火氣兩熱相合傳於胃中胃中燥煩必發讝語脈弱發熱者得脈浮爲邪氣還表當汗出而解矣

太陽病以火熏之不得汗其人必躁到不解必清血名爲火邪此火邪迫血而血下行者也太陽病用火熏之不得汗則熱无從出陰虛被火必發躁也六日傳經盡至七日再到太陽經則

熱氣當解若不解熱氣迫血下行必清血清厠也 脉浮熱甚反灸之此為實

實以虛治因火而動必咽燥唾血 此火邪迫血而血上行者也脉浮熱甚為表實醫以脉浮為虛用火灸之因火氣動血迫血上行故咽燥唾血

微數之脉愼不可灸因火為邪則為煩逆追虛逐實血散脉中火氣雖微內攻有力焦骨傷筋血難復也 微數之脉則為熱也灸則除寒不能散熱是愼不可灸也若反灸之熱因火則甚遂為煩逆灸本以追虛而復逐熱為實熱則傷血又加火氣使血散脉中氣主呴之血主濡之氣血消散不能濡潤筋骨致骨焦筋傷血散而難復也

脉浮宜以汗解用火灸之邪無從出因火而盛病從腰以下必重而痺名火逆也 脉浮在表宜以汗解之醫以火灸取汗而不得汗邪无從出又加火氣相助則熱愈甚身半以上同天之陽半身以下同地之陰火性炎上則腰已下陰氣獨治故從腰以下必重而痺也

欲自解者必當先煩乃有汗而解何以

知之脉浮故知汗出解也煩熱也邪氣還表則爲煩熱汗出而解以脉浮故爲邪還表也燒針令其汗針處被寒核起而赤者必發奔豚氣從少腹上衝心者灸其核上各一壯與桂枝加桂湯更加桂二兩燒針發汗則損陰血而驚動心氣針處被寒氣聚而成核心氣因驚而虚腎氣乘寒氣而動發爲奔豚金匱要略曰病有奔豚從驚發得之腎氣欲上乘心故其氣從少腹上衝心也先灸核上以散其寒與桂枝加桂湯以泄奔豚之氣

火逆下之因燒針煩躁者桂枝甘草龍骨牡蠣湯主之先火爲逆復以下除之裏氣因虚又加燒針裏虚而爲火熱所煩故生煩躁與桂枝甘草龍骨牡蠣湯以散火邪

桂枝甘草龍骨牡蠣湯方

桂枝壹兩　甘草貳兩　牡蠣貳兩熬　龍骨貳兩

辛甘發散桂枝甘草之辛甘也以發散經中火邪濇可去脱龍骨牡蠣之濇以收斂浮越之正氣

右肆味以水伍升煮取貳升半去滓温服八合日叁服

太陽傷寒者加温針必驚也寒則傷榮〻氣微者加燒針則血留不行驚者温針損榮血而動心氣金匱要略曰血氣少者屬於心

太陽病當惡寒發熱今自汗出不惡寒發熱關上脉細數者以醫吐之過也一二日吐之者腹中飢口不能食三四日吐之者不喜糜粥欲食冷食朝食暮吐以醫吐之所致也此為小逆惡寒發熱為太陽表病自汗出不惡寒發熱者陽明證本太陽表病醫反吐之傷動胃氣表邪乘虛傳於陽明也以關脉細數知醫吐之所致病一二日為表邪尚寒而未成熱吐之則表寒傳於胃中胃中虛寒故腹中飢而口不能食病三四日則表邪已傳成熱吐之則表熱乘虛入胃〻中虛熱故不喜糜粥欲食冷食朝食暮吐也朝食暮吐者晨食入胃〻虛不能尅化即知至暮胃氣行裏与邪氣相摶則胃

胃氣反逆而以胃氣尚在故止云小逆太陽病吐之但太陽病當惡寒今反不惡寒不欲近衣此為吐之內煩也太陽表病醫反吐之傷於胃胃氣邪熱乘虛入胃〻為邪熱內煩故不惡寒不欲近衣也病人脉數〻為熱當消穀引食而反吐者此以發汗令陽氣微膈氣虛脉乃數也數為客熱不能消穀以胃中虛冷故吐也陽受氣於胷中發汗外虛陽氣是令陽氣微膈氣虛脉數為熱本熱則合消穀客熱則不能消穀因發汗外損陽氣致胃中虛冷故吐也

太陽病過經十餘日心下溫〻欲吐而胷中痛大便反溏腹微滿鬱〻微煩先此時自極吐下者與調胃承氣湯若不尒者不可與但欲嘔胷中痛微溏者此非柴胡證以嘔故知極吐下也心下溫〻欲吐鬱〻微煩胷中痛當責邪熱客於胷中大便反溏腹微滿則邪熱已下於胃也日數雖多若不經吐

下。止是傳邪亦未可下，當與柴胡湯以除上中二焦之邪。若曾吐下傷損胃氣，胃虛則邪乘虛入胃為實，非柴胡湯所能去，與調胃承氣湯下胃熱。以嘔知胃氣先曾傷動也。

太陽病六七日，表證仍在，脉微而沉，反不結胸，其人發狂者，以熱在下焦，少腹當鞕滿，小便自利者，下血乃愈。所以然者，以太陽隨經瘀熱在裏故也。抵當湯主之。太陽，經也；膀胱，府也。此太陽隨經入府者也。六七日邪氣傳裏之時，脉微而沉，邪氣在裏之脉也。表證仍在者，則邪氣猶淺，當結於胸中；若不結於胸中，其人發狂者，熱結在膀胱也。經曰：熱結膀胱，其人如狂。此發狂則熱又深也。少腹鞕滿，小便不利者，為無血也；小便自利者，血證諦也，與抵當湯以下畜血。

抵當湯方

水蛭 三拾箇，熬。味鹹苦寒　　蝱蟲 三十箇，熬，去翅足。味苦微寒

桃人 二十箇，去皮尖。味苦甘平　　大黃 三兩，酒浸。味苦寒

苦走血鹹勝血蝱蟲水蛭之鹹苦以除畜血甘緩結苦泄熱桃人大黄之苦以下結熱

右肆味爲末以水伍升煑取叁升去滓温服壹升不下再服

太陽病身黄脉沈結少腹鞕小便不利者爲無血也小便自利其人如狂者血證諦也抵當湯主之身黄脉沈結少腹鞕小便不利者胃熱發黄也可與茵陳湯身黄脉沈結少腹鞕小便自利其人如狂者非胃中瘀熱為熱結下焦而為畜血也与抵當湯以下畜血

傷寒有熱少腹滿應小便不利今反利者爲有血也當下之不可餘藥宜抵當丸傷寒有熱少腹滿是畜血於下焦若熱畜津液不通則小便不利其熱不畜津液而畜血不行小便自利者乃爲畜血當與桃人承氣湯抵當湯下之然此無身黄屎黑又無喜忘發狂是未至於甚故不可餘駃峻之藥也可與抵當丸小可下之也

動也　人蔘下音參　㕮咀上音父下才與切㕮咀嚼也剉如麻豆也　更衣音庚賍也
沫音末　懊憹上於刀切下奴刀切又女江切心乱也懊憹痛悔声　窒陟栗切塞也　淬
脟入切　眴音懸目搖也　慄音栗懼也　蘊紆問切積也　嘿音墨靜也　但見下音
現　飴音怡餳也　烝諸仍切火氣上行也　募音莫　滲色蔭切　諦音帝審也　水蛭
音質　蝱音盲　駃峻上音抉下思俊切嶮也

注解傷寒論卷第三

傷寒論注解卷第四

仲景述　王叔和撰次　成無已注解

辨太陽病脉證并治下第七

問曰病有結胷有藏結其狀何如荅曰按之痛寸脉浮關脉沈名曰結胷也何謂藏結荅曰如結胷狀飲食如故時時下利寸脉浮關脉小細沈緊名曰藏結舌上白胎滑者難治

結胷者邪結在胷藏結者邪結在藏二者皆下後邪氣乘虛入裏所致下後邪氣入裏与陽相結者為結胷結胷以陽受氣於胷中故尔与陰相結者為藏結以陰受之則入五藏故尔与宜通而塞故痛邪結陽分則陰氣不得上通邪結陰分則陽氣不得下逼是二者皆心下鞕痛寸脉浮關脉沈知邪結在陽也寸脉浮關脉小細沈緊知邪結在陰也陰結而陽不結雖心下結痛飲食亦自如故陰氣乘腸虛而下故時時自下利陰得陽則解藏結得熱證多則易治舌上白胎滑者

結胷中亦寒故云難治

藏結無陽證，不往來寒熱，其人反靜，舌上胎滑者，不可攻也。藏結於法當下无陽證爲表无熱不往來寒熱爲半表半裏无熱其人反靜爲裏无熱經曰舌上如胎者以丹田有熱胷中有寒邪氣以表裏皆寒故不可攻

病發於陽而反下之，熱入因作結胷；病發於陰而反下之，因作痞。所以成結胷者，以下之太早故也。發熱惡寒者發於陽也而反下之則表中陽邪入裏結於胷中爲結胷无熱惡寒者發於陰也而反下之表中之陰入裏結於心下爲痞

結胷者，項亦強，如柔痓狀，下之則和，宜大陷胷丸方。結胷病項強者爲邪結胷中胷膈結滿心下緊实但能仰而不能俛是項強亦如柔痓之狀也与大陷胷丸下結泄滿

大陷胷丸方

大黃 半斤味苦寒 葶藶 半升熬味苦寒 芒消 半升味鹹寒

杏人半升去皮尖熬黑

味苦甘溫大黄芒消之苦鹹所以下熱葶藶杏人之苦甘所以泄滿甘遂取其直達白蜜取其潤利皆以下泄滿實物也

右肆味擣篩貳味內杏人芒消合研如脂和散取如彈丸壹枚別擣甘遂末壹錢匕白蜜貳合水貳升煑取壹升溫頓服之壹宿乃下如不下更服取下爲效禁如藥法

結胷證其脉浮大者不可下下之則死結胷爲邪結胷中屬上焦之分得寸脉浮關脉沈者爲在裏則可下若脉浮大心下雖結是在表者猶多未全結也下之重虛邪氣復結則難可制故云下之則死

結胷證悉具煩躁者亦死結胷證悉具邪結已深也煩躁者正氣散亂也邪氣勝正病者必死

太陽病脉浮而動數浮則爲

風數則爲熱動則爲痛數則爲虛頭痛發熱微盜汗出而反惡寒者表未解也醫反下之動數變遲膈内拒痛胃中空虛客氣動膈短氣躁煩心中懊憹陽氣内陷心下因鞕則爲結胸大陷胸湯主之若不結胸但頭汗出餘處無汗劑頸而還小便不利身必發黄也

動數皆陽脉也當責邪在表睡而汗出者謂之盜汗爲邪氣在半表半裏則不惡寒此頭痛發熱微盜汗出反惡寒者表未解也當發其汗醫反下之虛其胃氣表邪乘虛則陷邪在表則見陽脉邪在裏則虛見陰脉邪氣内陷動數之脉所以變遲而浮脉独不變者以邪結胸中上焦陽結脉不得而沈也客氣者外邪乘胃中空虛入裏結於胸膈膈中拒痛者客氣動膈也金匱要略曰短氣不足以息者實也短氣躁煩心中懊憹皆邪熱爲實陽氣内陷氣不得通於膈壅於心下爲鞕滿而痛成結胸也与大陷胸湯以下結熱若胃中空虛陽氣内陷不結於胸膈下入於胃中者遍身汗出則爲熱越不能發黄若但頭汗出身

無汗劑頭而還小便不利者熱不得越必發黄也

大陷胷湯方

大黄陸两去皮苦寒　芒消壹升鹹寒　甘遂壹錢匕苦寒

大黄謂之將軍以苦蕩滌芒消一名消石以其鹹能耎鞕夫間有甘遂以通水也甘遂若夫間之遂其氣可以直達透結陷胷三物爲允

右叁味以水陸升先煑大黄取貳升去滓内芒消煑壹两沸内甘遂末温服壹升得快利止後服

傷寒六七日結胷熱實脉沈而緊心下痛按之石鞕者大陷胷湯主之病在表而下之熱入因作結胷此不云下後而云傷寒六七日則是傳裏之実熱也沈爲在裏緊爲裏実以心下痛按之実鞕是以爲結胷与大陷胷湯以下結熱

傷寒十餘日熱結在裏復往來寒熱者與大柴胡湯但結

胷無大熱者，此為水結在胷脇也。但頭微汗出者，大陷胷湯主之。傷寒十餘日，熱結在裏，是可下之證，復往來寒熱，為正邪分爭，未全斂結，与大柴胡湯下之。但結胷无大熱者，非熱結也，是水飲結於胷脇，謂之水結胷。周身汗出者，是水飲外散則愈。若但頭微汗出，餘処無汗，是水飲不得外泄，停畜而不行也，与大陷胷湯以逐其水。

太陽病，重發汗而復下之，不大便五六日，舌上燥而渴，日晡所小有潮熱，從心下至少腹鞕滿而痛不可近者，大陷胷湯主之。重發汗而復下之，則內外重亡津液，而邪熱內結，致不大便五六日，舌上燥而渴也。日晡潮熱者屬胃，此日晡小有潮熱，非但在胃。從心下至少腹鞕滿而痛不可近者，是一腹之中，上下邪氣俱甚也，与大陷胷湯以下其邪。

小結胷病，正在心下，按之則痛，脉浮滑者，小陷胷湯主之。心下鞕痛，手不可近者，結胷也。正在心下，按之則痛，是熱氣猶淺，謂之小結胷。結胷脉沈緊，或寸浮關沈，今脉浮滑，知熱未深結，与小陷胷湯以除胷膈上結熱。

小陷胷湯方

黄連壹两 苦寒　半夏半升洗 辛温　括蔞實大者壹个 苦寒

苦以泄之，辛以散之。黄連、括蔞實苦寒以泄熱，半夏之辛以散結。

右叁味，以水陸升，先煑括蔞，取叁升，去滓，内諸藥，煑取貳升，去滓，分温叁服。

太陽病二三日，不能卧，但欲起，心下必結，脉微弱者，此本有寒分也。反下之，若利止，必作結胷；未止者，四日復下之，此作恊熱利也。太陽病二三日，邪在表也。不能卧，但欲起，心下必結者，以心下結滿，卧則氣壅而愈甚，故不能卧而但欲起也。心下結滿，有水分，有寒分，有氣分，今脉微弱，知本有寒分。醫見心下結而反下之，則太陽表邪乘虚入裏。利止則邪氣留結為結胷；利不止，至次日復如前下利不止者，是邪熱下攻腸胃，為挾熱利也。

太陽病，下之，其脉促，不結胷

者此爲欲解也脉浮者必結胷也脉緊者必咽痛脉
弦者必兩脇拘急脉細數者頭痛未止脉沈緊者必
欲嘔脉沈滑者恊熱利脉浮滑者必下血此太陽病下之後邪
氣傳變其脉促者爲陽盛下後脉促爲陽勝陰也故
不作結胷爲欲解下後脉浮爲上焦陽邪結而爲結
胷也經曰結胷者寸脉浮關脉沈下後脉緊則太陽
之邪傳於少陰經曰脉緊者屬少陰内經曰邪客於
少陰之絡令人嗌痛不可内食所以脉緊者必咽痛
脉弦則太陽之邪傳於少陽經曰尺寸俱弦者少陽
受病也其脉循脇絡於耳所以脉弦者必兩脇拘急
下後邪氣傳裏則頭痛未止脉細數爲邪未傳裏而
傷氣也細爲氣少數爲在表故頭痛未止脉沈緊則
太陽之邪傳於陽明爲裏実也沈爲在裏緊爲裏實
陽明裏實故必欲嘔脉滑則太陽之邪傳於腸胃以
滑爲陰氣有餘知邪氣入裏干於下焦也沈爲血勝
氣虚是爲協熱利浮爲氣勝血虚是知必下血經
曰不宜下而便攻之諸變不可勝數此之謂也病
在陽應以汗解之反以冷水潠之若灌之其熱被劫

不得去彌更益煩肉上粟起意欲飲水反不渴者服文蛤散若不差者與五苓散寒實結胸無熱證者與三物小陷胸湯白散亦可服病在陽爲邪在表也法當汗出而解反以冷水潠之灌洗熱被寒水外不得出則反攻其裏彌更益煩肉上粟起者水寒之氣客於皮膚也意欲飲水者裏有熱也反不渴者寒在表也与文蛤散以散表中水寒之氣若不差是水熱相搏欲傳於裏与五苓散發汗以和之始熱在表因水寒制之不得外泄內攻於裏結於胸膈心下鞕痛本以水寒伏熱爲實故謂之寒實結胸無熱證者外無熱而熱悉收斂於裏也与小陷胸湯以下逐之白散下熱故亦可攻

文蛤散方

文蛤五兩 味鹹寒

鹹走腎則可以勝水氣

右壹味爲散以沸湯和壹錢匕服湯用伍合

白散方

桔梗參分味辛苦微温　巴豆壹分去皮心熬黑研如脂平温　貝母三分味辛苦平

辛散而苦泄桔梗貝母之苦辛用以下氣巴豆之辛用以散實

右件參味爲末內巴豆更於臼中杵之以白飲和服強人半錢羸者減之病在膈上必吐在膈下必利不利進熱粥壹杯利過不止進冷粥壹杯身熱皮粟不解欲引衣自覆者若水以潠之洗之益令熱刼不得出當汗而不汗則煩假令汗出已腹中痛與芍藥參兩如上法

太陽與少陽併病頭項強痛或眩冒時如結胷心下痞鞕者當刺大椎第一間肺俞肝俞愼不可發汗發

汗則讝語脉弦五六日讝語不止當刺期門太陽之脉絡頭下項頭項強痛者太陽表病也少陽之脉循胷絡脇如結胷心下痞鞕者少陽裏病也太陽少陽相併為病不纔在表故頭項不但強痛而或眩冒亦未全入裏故時如結胷心下痞鞕此邪在半表半裏之間也刺大推第一間肺俞以寫太陽之邪刺肝俞以寫少陽之邪邪在表則可發汗邪在半表半裏則不可發汗發汗則亡津液損動胃氣少陽之邪因干於胃土為木刑必發讝語脉弦至五六日傳經盡邪熱去而讝語當止若復不止為少陽邪熱甚也刺期門以寫肝膽之氣

婦人中風發熱惡寒經水適來得之七八日熱除而脉遲身涼胷脇下滿如結胷狀讝語者此為熱入血室也當刺期門隨其實而寫之中風發熱惡寒表病也若經水不來表邪傳裏則入府而不入血室也因經水適來血室空虛至七八日邪氣傳裏之時更不入府乘虛而入於血室熱除脉遲身涼者邪氣內陷而表證罷也胷脇下滿如結胷狀讝語者熱入血室而裏實期門者肝之募肝主血刺期門者寫血室之熱審看何經氣

實更隨其實而寫之

婦人中風七八日續得寒熱發作有時經水適斷者此為熱入血室其血必結故使如瘧狀發作有時小柴胡湯主之

中風七八日邪氣傳裏之時本無寒熱而續得寒熱經水適斷者此為表邪乘血室虛入於血室與血相搏而血結不行經水所以斷也血氣与邪分爭致寒熱如瘧而發作有時与小柴胡湯以解傳經之邪

婦人傷寒發熱經水適來晝日明了暮則讝語如見鬼狀者此為熱入血室無犯胃氣及上二焦必自愈

傷寒發熱者寒已成熱也經水適來則血室虛空邪熱乘虛入於血室若晝日讝語為邪客於府而陽爭也此晝日明了暮則讝語如見鬼狀是邪不入府入於血室而陰爭也陽盛讝語則宜下此熱入血室不可与下薄犯其胃氣熱入血室血結寒熱者与小柴胡湯散邪發汗此雖熱入血室而不留結不可与發汗藥犯其上焦熱入血室胸脇滿如結胸狀者可刺期門此雖熱入血室而無滿結不可刺期門犯其中焦必自愈者以經行則熱隨血去血下也已則邪熱悉除

而愈矣所爲發汗爲犯上焦者發汗則動衛氣衛氣出上焦故也刺期門爲犯中焦者刺期門則動榮氣榮氣出中焦故也脉經曰无犯胃氣及上二焦必自愈豈謂藥不謂針耶

傷寒六七日發熱微惡寒支節煩疼微嘔心下支結外證未去者柴胡加桂枝湯主之傷寒六七日邪當傳裏之時支散也嘔而心下結者裏證也法當攻裏發熱微惡寒支節煩疼爲外證未去不可攻裏与柴胡桂枝湯以和解之

傷寒五六日已發汗而復下之胷脇滿微結小便不利渴而不嘔但頭汗出往來寒熱心煩者此爲未解也柴胡桂枝乾薑湯主之傷寒五六日已經汗下之後則邪當解今胷脇滿微結小便不利渴而不嘔但頭汗出往來寒熱心煩者即邪氣猶在半表半裏之間爲未解也胷脇滿微結寒熱心煩者邪在半表半裏之間也小便不利而渴者汗下後亡津液內燥也若熱消津液令小便不利而渴者其人必嘔今渴而不嘔知非裏熱也傷寒汗出則和今但頭汗出而餘處无汗者津液不足而陽虛於上也与柴胡桂枝乾

姜湯以解表裏之邪
復津液而助陽也

柴胡桂枝乾薑湯方

柴胡半斤 苦平　桂枝三兩去皮 味辛熱　乾薑二兩 辛熱

括蔞根四兩 苦寒　黄芩三兩 苦寒　牡蠣二兩熬 鹹寒

甘草二兩炙 味甘平

内經曰熱淫於内以苦發之柴胡黄芩之苦以解傳裏之邪辛甘發散爲陽桂枝甘草之辛甘以散在表之邪鹹以耎之牡蠣之鹹以消胷脇之滿辛以潤之乾薑之辛以固陽虚之汗津液不足而爲渇苦以堅之括蔞之苦以生津液

右柒味以水壹斗貳升煑取陸升去滓再煎取叁升温服壹升日叁服初服微煩復服汗出便愈

傷寒五六日頭汗出微惡寒手足冷心下滿口不欲

食大便鞕脉細者此爲陽微結必有表復有裏也脉沈亦在裏也汗出爲陽微假令純陰結不得復有外證悉入在裏此爲半在裏半在外也脉雖沈緊不得爲少陰病所以然者陰不得有汗今頭汗出故知非少陰也可與小柴胡湯設不了了者得屎而解傷寒五六日邪當傳裏之時頭汗出微惡寒者表仍未解也手足冷心下滿口不欲食大便鞕脉細者邪結於裏也大便鞕爲陽結此邪熱雖傳於裏然以外帶表邪則熱結猶淺故曰陽微結脉沈雖爲在裏若純陰結則更无頭汗惡寒之表證諸陰脉皆至頸胸中而還不上循頭今頭汗出知非少陰也与小柴胡湯以除半表半裏之邪服湯已外證罷而不了了者爲裏熱未除与湯取其微利則愈故云得屎而解

傷寒五六日嘔而發熱者柴胡湯證具而以他藥下之柴胡證仍在者復與柴胡湯此雖巳下之不爲逆必蒸

蒸而振，却發熱汗出而解。若心下滿而鞕痛者，此爲結胷也，大陷胷湯主之。但滿而不痛者，此爲痞，柴胡不中與之，宜半夏瀉心湯。傷寒五六日，邪在半表半裏之時，嘔而發熱，邪在半表半裏之證，是爲柴胡證具。以他藥下之，柴胡證不罷者，不爲逆，却与柴胡湯則愈。若下後邪氣傳裏者，邪在半表半裏，則陰陽俱有邪，至於下後，邪氣傳裏，亦有在陰在陽之異。若下後陽邪傳裏者，則結於胷中爲結胷，以胷中爲陽受氣之分，与大陷胷湯以下其結；陰邪傳裏者，則留於心下爲痞，以心下爲陰受氣之分，与半夏瀉心湯以通其痞。經曰：病發於陽而反下之，熱入因作結胷；病發於陰而反下之，因作痞。此之謂也。

半夏瀉心湯方

半夏半升，洗，辛平　黄芩苦寒　乾薑辛熱

人參已上各三兩，甘溫　黄連一兩，苦寒　大棗十二枚，擘，甘溫

甘草三兩，炙，甘平

（辛入肺而散氣半夏之辛以散結氣苦入心而泄熱黄芩黄連之苦以泄痞熱脾欲緩急食甘以緩之人參甘草大棗之甘以緩之）

右柒味以水壹斗煑取陸升去滓再煑取叁升溫服壹升日叁服

太陽少陽併病而反下之成結胷心下鞕下利不止水漿不下其人心煩（太陽少陽併病爲邪氣在半表半裏也而反下之二經之邪乘虛而入太陽表邪入裏結於胷中爲結胷心下鞕少陽裏邪乘虛下干腸胃遂利不止若邪結陰分則飲食如故而爲藏結此爲陽邪內結故水漿不下而心煩）

脉浮而緊而復下之緊反入裏則作痞按之自濡但氣痞耳（浮而緊浮爲傷陽緊爲傷陰當發其汗而反下之若浮入裏爲陽邪入裏則作結胷浮不入裏而緊入裏者陰邪入裏則作痞）

太陽中風下利嘔逆表解者乃可攻之其人漐漐汗出發

作有時頭痛心下痞鞕滿引脇下痛乾嘔短氣汗出不惡寒者此表解裏未和也十棗湯主之下利嘔逆裏受邪也邪在裏者可下亦須待表解者乃可攻之其人漐漐汗出發作有時不惡寒者表已解也頭痛心下痞鞕滿引脅下痛乾嘔短氣者邪熱內畜而有伏飲是裏未和也與十棗湯下熱逐飲

十棗湯方

芫花熬味辛温　甘遂苦寒　大戟苦寒

大棗拾枚擘甘温

辛以散之芫花之辛以散飲苦以泄之甘遂大戟之苦以泄水水者腎所主也甘者脾之味也大棗之甘者益土而勝水

右上叁味等分各別擣爲散以水壹升半先煑大棗肥者拾枚取捌合去滓內藥末強人服壹錢匕

羸人服半錢温服之平旦服若下少病不除者明日更服加半錢得快下利後糜粥自養

太陽病醫發汗遂發熱惡寒因復下之心下痞表裏俱虚陰陽氣並竭無陽則陰獨復加燒針因胸煩面色青黄膚瞤者難治今色微黄手足温者易愈大陽病因發汗遂發熱惡寒者外虚陽氣邪復不除也因復下之又虚其裏表中虚邪內陷傳於心下爲痞發汗表虚爲竭陽下之裏虚爲竭陰表證罷爲無陽裏有痞爲陰獨又加燒針虚不勝火火氣內攻致胸煩也傷寒之病以陽爲主其人面色青膚肉瞤動者陽氣大虚故云難治若面色微黄手足温者即陽氣得復故云易愈

心下痞按之濡其脉關上浮者大黄黄連瀉心湯主之心下鞕按之痛關脉沈者實熱也心下痞按之濡其脉關上浮者虚熱也大黄黄連湯以導其虚熱

大黃黃連瀉心湯方

大黃弍兩味苦寒　黃連壹兩味苦寒

内經曰火熱受邪心病生焉苦入心寒除熱大黃黃連之苦寒以導瀉心下之虛熱但以麻沸湯漬服者取其氣薄而泄虛熱

右貳味以麻沸湯貳升漬之須臾絞去滓分溫再服

心下痞而復惡寒汗出者附子瀉心湯主之心下痞者虛熱内伏也惡寒汗出者陽氣外虛也与瀉心湯攻痞加附子以固陽

本以下之故心下痞與瀉心湯痞不解其人渴而口燥煩小便不利者五苓散主之本因下後成痞當与瀉心湯除之若服之痞不解其人渴而口燥煩小便不利者爲水飲内畜津液不行非熱痞也与五苓散發汗散水則愈一方忍之一日乃愈者不飲者外水不入所停之水得行而痞亦愈也

傷寒汗出解之後胃中不和心下痞

鞕乾噫食臭脅下有水氣腹中雷鳴下利者生薑瀉心湯主之胃爲津液之主陽氣之根大汗出後外亡津液胃中空虛客氣上逆心下痞鞕金匱要略曰中焦氣未和不能消穀故今噫乾噫食臭者胃虛而不殺穀也脅下有水氣腹中雷鳴土弱不能勝水也与瀉心湯以攻痞加生薑以益胃傷寒中風醫反下之其人下利日數十行穀不化腹中雷鳴心下痞鞕而滿乾嘔心煩不得安醫見心下痞謂病不盡復下之其痞益甚此非結熱但以胃中虛客氣上逆故使鞕也甘草瀉心湯主之傷寒中風是傷寒或中風邪氣在表醫反下之虛其腸胃而氣內陷也下利日數十行穀不化腹中雷鳴者下後裏虛胃弱也心下痞鞕乾嘔心煩不得安者胃中空虛客氣上逆也与瀉心湯以攻痞加甘草以補虛前以汗後胃虛是外傷陽氣故加生姜此以下後胃虛是內損陰氣故加甘草傷寒服湯藥下利不止心下痞鞕服瀉心湯已復

以他藥下之利不止醫以理中與之利益甚理中者理中焦此利在下焦赤石脂禹餘粮湯主之復利不止者當利其小便傷寒服湯藥下後利不止而心下痞鞕者氣虛而客氣上逆也与瀉心湯攻之則痞已醫復以他藥下之又虛其裏致利不止也理中丸脾胃虛寒下利者服之愈此以下焦虛故与之其利益甚聖濟經曰滑則氣脫欲其收也如開腸洞泄便溺遺失澁劑所以收之此利由下焦不約与赤石脂禹餘粮湯以澁洞泄下焦主分清濁下利者水穀不分也若服澁劑而利不止當利小便以分其氣

赤石脂禹餘粮湯方

赤石脂壹斤碎 味甘溫　禹餘粮壹斤碎 味甘平

本草云澁可去脫石脂之澁以收斂之重可去怯餘粮之重以鎮固

已上貳味以水陸升煑取貳升去滓叄服

傷寒吐下後發汗虛煩脉甚微八九日心下痞鞕脇下痛氣上衝咽喉眩冒經脉動惕者久而成痿（傷寒吐下後發汗則表裏之氣俱虛虛煩脉甚微爲正氣內虛邪氣獨在至七八日正氣當復邪氣當罷而心下痞脇下痛氣上衝咽喉眩冒者正氣內虛而不復邪氣留結而不去經脉動惕者經絡之氣虛極久則熱氣還經以成痿弱）

傷寒發汗若吐若下解後心下痞鞕噫氣不除者旋復代赭石湯主之（大邪雖解以曾發汗吐下胃氣弱而未和虛氣上逆故心下痞鞕噫氣不除与旋復代赭石湯降虛氣而和胃）

旋復代赭石湯方

旋復花（參兩 味鹹溫）　人參（弍兩 味甘溫）　生薑（伍兩切 味辛溫）

代赭石（壹兩 味苦寒）　大棗（十弍枚擘 甘溫）　甘草（參兩炙 味甘平）

半夏（半升洗 味辛溫）

鞕則氣堅鹹味可以耎之旋復之鹹以耎痞鞕怯則氣浮重劑可以鎮之代赭之重以鎮虛逆辛者散也生姜半夏之辛以散虛痞甘者緩也人參甘草大棗之甘以補胃弱

右件柒味以水壹斗煑取陸升去滓再煎取叁升温服壹升日叁服

下後不可更行桂枝湯若汗出而喘無大熱者可與麻黃杏子甘草石膏湯前第三卷廿六證云發汗後不可更行桂枝湯汗出而喘无大熱者為与此證治法同汗下雖殊既不當損正氣則一邪氣所傳既同遂用一法治之經所謂若發汗若下若吐後者是矣

太陽病外證未除而數下之遂協熱而利利下不止心下痞鞕表裏不解者桂枝人參湯主之外證未除而數下之為重虛其裏邪熱乘虛而入裏虛協熱遂利不止而心下痞若表解而下利心下痞者可与瀉心湯若不下利表不解而心下痞者可先解表而後攻痞以表裏不解故与桂枝人參湯

和裏解表

桂枝人參湯方

桂枝四兩去皮 味辛熱　甘草四兩炙 味甘平　白朮叁兩 味甘平

人參叁兩 味甘溫　乾薑叁兩 味辛熱

表未解者辛以散之裏不足者甘以緩之此以裏氣大虛表裏不解故加桂枝甘草於理中湯也

右伍味以水玖升先煑四味取伍升內桂更煑取叁升温服壹升日再夜壹服

傷寒大下後復發汗心下痞惡寒者表未解也不可攻痞當先解表表解乃可攻痞解表宜桂枝湯攻痞宜大黃黃連瀉心湯

大下後復發汗則表裏之邪當悉已此心下痞而惡寒者表裏之邪俱不解也因表不解而下之爲心下痞先与桂枝湯解表表解乃与大黃黃連瀉心湯攻痞內經曰

從外之內而盛於內者先治其外而後調其內傷寒發熱汗出不解心中痞鞕嘔吐而下利者大柴胡湯主之傷寒發熱寒已成熱也汗出不解表和而裏病也吐利心腹濡耎爲裏虛嘔吐而下利心下痞鞕者是裏實也与大柴胡湯以下裏熱

病如桂枝證頭不痛項不強寸脉微浮胷中痞鞕氣上衝咽喉不得息者此爲胷有寒也當吐之宜瓜蔕散病如桂枝證爲發熱汗出惡風言邪在表也頭痛項強爲桂枝湯證具若頭不痛項不強則邪不在表而傳裏也浮爲在表沈爲在裏今寸脉微浮則邪不在表亦不在裏而在胷中也胷中與表相應故知邪在胷中者猶如桂枝證而寸脉微浮也以胷中痞鞕上衝咽喉不得息知寒邪客於胷中而不在表也千金曰浮上部填塞胷心胷中滿者吐之則愈与瓜蔕散以吐胷中之邪

瓜蔕散方

瓜蔕壹分熬黄 味苦寒

赤小豆壹分 味酸温

其高者越之越以瓜蔕香豉之苦在上者湧之以赤小豆之酸內經曰酸苦湧泄爲陰

右貳味各別擣篩爲散已合治之取壹錢匕以香豉壹合用熱湯柒合煑作稀糜去滓取汁和散溫頓服之不吐者少少加得快吐乃止諸亡血虛家不可與瓜蔕散

病脇下素有痞連在臍傍痛引少腹入陰筋者此名藏結死素有宿昔之積結於脇下爲痞今因傷寒邪氣入裏與宿積相合使藏真之氣結而不通致連在臍傍痛引少腹入陰筋而死

傷寒病若吐若下後七八日不解熱結在裏表裏俱熱時時惡風大渴舌上乾燥而煩欲飲水數升者白虎加人參湯主之若吐若下後七八日則當解復不解而熱結在裏表熱者身熱也裏熱者內熱也本因吐下後邪氣乘虛內陷爲結熱若無表熱而純爲

（裏熱則邪熱結而爲實此以表熱未罷時時惡風若氣純在表則惡風無時若邪氣純在裏則更不惡風以時時惡風知表裏俱有熱也邪熱結而爲實者則無大渴邪熱散漫則渴今雖熱結在裏表裏俱熱未爲結實邪氣散漫熏蒸焦膈故大渴舌上乾燥而煩欲飲水數升与白虎加人參湯散熱生津）傷寒無大熱口燥渴心煩背微惡寒者白虎加人參湯主之（無大熱者爲身無大熱也口燥渴心煩者當作陽明病然以背微惡寒爲表未全罷所以屬太陽也背爲湯背惡寒口中和者少陰病也當与附子湯今口燥而渴背雖惡寒此裏也則惡寒亦不至甚故云微惡寒與白虎湯和表散熱加人參止渴生津）傷寒脉浮發熱無汗其表不解者不可與白虎湯渴欲飲水無表證者白虎加人參湯主之（傷寒脉浮發熱無汗其表不解不渴者宜麻黃湯渴者宜五苓散非白虎所宜大渴欲水無表證者乃可與白虎加人參湯以散裏熱臨病之工大宜精別）太陽少陽併病心下鞕頸項強而眩者當刺大椎肺俞慎勿下之（心下

痞鞕而眩者少陽也頸項強者太陽也刺大椎肺俞以寫太陽之邪以太陽脉下項俠脊故尒肝俞以寫少陽之邪以膽爲肝之腑故尒太陽爲在表少陽爲在表裏是半表半裏證前第八證云不可發汗發汗則讝語是發汗攻太陽之邪少陽之邪益甚干胃必發讝語此云慎勿下之攻少陽之邪太陽之邪乘虛入裏必作結胸經曰太陽少陽併病而反下之成結胸

太陽與少陽合病自下利者與黃芩湯若嘔者黃芩加半夏生薑湯主之太陽陽明合病自下利爲在表當與葛根湯發汗陽明少陽合病自下利爲在裏可與承氣湯下之此太陽少陽合病自下利爲在半表半裏非汗下所宜故與黃芩湯以和解半表半裏之邪嘔者胃氣逆也故加半夏生姜以散逆氣

黃芩湯方

黃芩 叁兩味苦寒

甘草 弍兩炙味甘平

芍藥 弍兩味酸平

大棗 拾弍枚擘味甘溫

耎而不實者苦以堅之酸以收之黃芩芍藥之苦酸以堅斂腸胃之氣弱而不足者甘以補之甘草大棗之甘以補固腸胃之弱

右肆味以水壹斗煑取叁升去滓溫服壹升日再夜壹服若嘔者加半夏半升生薑叁兩

傷寒胷中有熱胃中有邪氣腹中痛欲嘔吐者黃連湯主之濕家下後舌上如胎者以丹田有熱胷上有寒是邪氣入裏而爲下熱上寒也此傷寒邪氣傳裏而爲下寒上熱也胃中有邪氣使陰陽不交陰不得升而獨治於下爲下寒腹中痛陽不得降而獨治於上爲胷中熱欲嘔吐與黃連湯升降陰陽之氣

黃連湯方

黃連味苦寒　甘草炙味甘平　乾薑味辛熱

桂枝去皮味辛熱各叁兩　人參貳兩味甘溫　半夏半升洗味辛溫

大棗拾弍枚擘 味甘温

上熱者泄之以苦黄連之苦以降陽下寒者散之以辛桂姜半夏之辛以升陰脾欲緩急食甘以緩之人参甘草大棗之甘以益胃

右柒味以水壹斗煑取陸升去滓温服壹升日叁服夜貳服

傷寒八九日風濕相搏身體疼煩不能自轉側不嘔不渴脉浮虚而濇者桂枝附子湯主之 傷寒与中風家至七八日再經之時則邪氣多在裏身必不苦疼痛今日數多復身體疼煩不能自轉側者風濕相搏也煩者風也身疼不能自轉側者濕也經曰風則浮虚脉經曰脉來濇者爲病寒濕也不嘔不渴裏無邪也脉得浮虚而濇身有疼煩知風濕但在經也与桂枝附子湯以散表中風濕

若其人大便鞕小便自利者去桂枝加白朮湯主之 桂發汗走津液此小便利大便鞕爲

津液不足去桂加朮

桂枝附子湯方

桂枝 四兩去皮味辛熱　附子 叁枚炮去皮破八片辛熱　生薑 叁兩切辛温

甘草 贰兩炙味甘温　大棗 拾贰枚擘味甘温

風在表者散以桂枝甘草之辛甘濕在經者逐以附子之辛熱姜棗辛甘行榮衛通津液以和表也

右伍味以水陸升煮取貳升去滓分温叁服

風濕相搏骨節煩疼掣痛不得屈伸近之則痛劇汗出短氣小便不利惡風不欲去衣或身微腫者甘草附子湯主之

風則傷衛濕流關節風濕相搏兩邪乱經故骨節疼煩掣痛不得屈伸近之則痛劇也風勝則衛氣不固汗出短氣惡風不欲去衣爲風在表濕勝則水氣不行小便不利或身微腫爲濕外薄也与甘草附子湯散濕固衛氣

甘草附子湯方

甘草弍兩炙味甘平 附子弍枚炮去皮破味辛熱 白朮弍兩味甘溫

桂枝肆兩去皮味辛熱

桂枝甘草之辛甘發散風邪而利衛附子白朮之辛甘解濕氣而溫經

右肆味以水陸升煮取叁升去滓溫服壹升日叁服初服得微汗則解能食汗出復煩者服伍合恐壹升多者宜服陸七合爲妙

傷寒脉浮滑此表有熱裏有寒白虎湯主之浮爲在表滑爲在裏表有熱外有熱也裏有寒有邪氣傳裏也以邪未入府故止言寒如瓜蔕散證云胸上有寒者是矣與白虎湯以解內外之邪

白虎湯方

知母陸兩味苦寒　石膏壹斤碎味甘寒　甘草弍兩甘平

粳米陸合味甘平

內經曰熱淫所勝佐以苦甘知母石膏之苦甘以散熱熱則傷氣甘以緩之甘草粳米之甘以益氣

右肆味以水壹斗煑米熟湯成去滓溫服壹升日叁服

傷寒脉結代心動悸炙甘草湯主之結代之脉動而中止能自還者名曰結不能自還者名曰代由血氣虛衰不能相續也心中悸動知真氣內虛也与炙甘草湯益虛補血氣而復脉

炙甘草湯方

甘草肆兩炙味甘平　生薑三兩切味辛溫　桂枝叁兩去皮味辛熱

人參弍兩味甘溫　生地黃壹斤味甘寒　阿膠弍兩味甘溫

麥門冬半升去心味甘平 麻子人半升味甘平 大棗拾式枚味甘溫擘

補可以去弱人參甘草大棗之甘以補不足之氣桂枝生姜之辛以益正氣聖濟經曰津耗散爲枯五藏痿弱榮衛涸流溫劑所以潤之麻人阿膠麥門冬地黃之甘潤經益血復脉通心也

右玖味以清酒柒升水捌升先煮捌味取叁升去滓內膠烊消盡溫服壹升日叁服一名復脉湯

脉按之來緩而時一止復來者名曰結又脉來動而中止更來小數中有還者反動名曰結陰也脉來動而中止不能自還因而復動名曰代陰也得此脉者必難治結代之脉一爲邪氣留結一爲眞氣虛衰脉來動而中止若能自還更來小數止是邪氣留結名曰結陰若動而中止不能自還因其呼吸陰陽相引復動者是眞氣衰極名曰代陰爲難治之脉經曰脉結者生代者死此之謂也

傷寒論注解卷之四

釋音

俛音免，俯也。瞤如倫切，目動也。匱求位切，匣也。痿於危切，痺病也。耎音軟，柔也。椎音鎚。掣昌列切，挽也。涸乎各切，竭也。烊音羊，爍也。

傷寒論注解卷第五

仲景述　王叔和撰次　成無已注解

辨陽明病脉證并治第八

問曰：病有太陽陽明，有正陽陽明，有少陽陽明，何謂也？荅曰：太陽陽明者，脾約是也。陽明，胃也。邪自太陽經傳之入府者，謂之太陽陽明。經曰：太陽病，若吐、若下、若發汗後，微煩，小便數，大便因鞕者，与小承氣湯。即是太陽陽明脾約病也。正陽陽明者，胃家實是也。邪自陽明經傳入府者，謂之正陽陽明。經曰：陽明病，脉遲，雖汗出，不惡寒，其身必重，短氣，腹滿而喘，有潮熱者，外欲解，可攻裏也。手足濈濈然汗出者，此大便已鞕也，大承氣湯主之。即是正陽陽明胃家実也。少陽陽明者，發汗、利小便已，胃中燥煩實，大便難是也。邪自少陽經傳之入府者，謂之少陽陽明。經曰：傷寒脉弦細，頭痛發熱者，屬少陽。少陽不可發汗，發汗則讝語，此屬胃。即是少陽陽明病也。陽明之爲病胃家實也邪傳入胃熱毒留結則胃家為実華佗曰熱毒入胃要須下去之不可留於胃中是知邪在陽明為胃家実也問曰何緣得陽明病荅曰太陽病發汗若下若利小便此亡津液胃中乾燥因轉屬陽明不更衣内實大便難者此名陽明也本太陽病不解因汗利小便亡津液胃中乾燥太陽之邪入府轉屬陽明古人登厠必更衣不更衣者通為不大便不更衣則胃中物不得泄故為内実胃无津液加之畜熱大便則難為陽明裏實也問曰陽明病外證云何荅曰身熱汗自出不惡寒反惡熱也陽明病為邪入府也邪在表則身熱汗出而惡寒邪既入府則表證已罷故不惡寒但身熱汗出而惡熱也問曰病有得之一日不發熱而惡寒者何也荅曰雖得之一日惡寒將自罷即自汗出而惡熱也邪客在陽明當發熱而不惡寒今得之一日猶不發熱而惡寒者即邪未全入府尚帶表邪若表邪全入則更无惡寒必自汗

出而惡熱也。問曰惡寒何故自罷荅曰陽明居中土也萬物所歸無所復傳始雖惡寒二日自止此爲陽明病也胃爲水穀之海主養四旁四旁有病皆能傳入於胃入胃則更不復傳如太陽傳之入胃則更不傳陽明陽明病傳之入胃則更不傳少陽少陽病傳之入胃則更不傳三陰本太陽初得病時發其汗〻先出不徹因轉屬陽明也傷寒傳經者則一日太陽二日陽明此太陽傳經故曰轉屬陽明傷寒發熱無汗嘔不能食而反汗出濈〻然者是轉屬陽明也傷寒發熱無汗嘔不能食者太陽受病也若反汗出濈〻然者太陽之邪轉屬陽明也經曰陽明病法多汗傷寒三日陽明脉大傷寒三日邪傳陽明之時經曰尺寸俱長者陽明受病當二三日發陽明氣血俱多又邪併於經是以脉大傷寒脉浮而緩手足自溫者是爲繫在太陰太陰者身當發黃若小便自利者不能發黃至七八日大便鞕者爲陽明病也浮爲陽邪緩爲脾脉傷寒脉浮緩太陰客熱邪在三陽則手足熱邪在三陰則手足寒今手足自溫是知繫在太陰也太陰土也爲邪烝之則色見於外當發身黃小便自利者熱不內畜不能發黃至七八日大便鞕者即太陰之邪入府轉屬陽明也

傷寒轉繫陽明者其人濈然微汗出也傷寒則无汗陽明法多汗此以傷寒邪轉繫陽明故濈然微汗出

陽明中風口苦咽乾腹滿微喘發熱惡寒脉浮而緊若下之則腹滿小便難也脉浮在表緊爲裏實陽明中風口苦咽乾腹滿微喘者熱傳於裏也發熱惡寒者表仍未解也若下之裏邪雖去表邪復入於裏又亡津液故使腹滿而小便難

陽明病若能食名中風不能食名中寒陽明病以飲食別受風寒者以胃爲水穀之海風爲陽邪陽殺穀故中風者能食寒爲陰邪〻〻不殺穀故傷寒者不能食

陽明病若中寒不能食小便不利手足濈然汗出此欲作固瘕必大便初鞕後溏所以然者

無汗其身如蟲行皮中狀者此以久虛故也胃為津液之本
氣虛津液少病則反無汗胃候身之肌肉其身如蟲行皮中者知胃氣久虛也陽明病反無
汗而小便利二三日嘔而欬手足厥者必苦頭痛若
不欬不嘔手足不厥者頭不痛陽明病法多汗反无汗而小便利者陽明
傷寒而寒氣內攻也至二三日嘔欬而支厥者寒邪發於外也必苦頭痛若不欬不嘔手足不厥者是寒
邪但攻裏而不外發其頭亦不痛也陽明病但頭眩不惡寒故能食而
欬其人必咽痛若不欬者咽不痛陽明病身不重痛但頭眩而不惡寒
者陽明中風而風氣內攻也經曰陽明病若能食名中風〻邪攻胃〻氣上逆則欬咽門者胃之系欬甚
則咽傷故必咽痛若胃氣不逆則不欬其咽亦不痛也陽明病無汗小便不利
心中懊憹者身必發黃陽明病无汗而小便不利者熱蘊於內而不得越心中懊
憹者熱氣鬱蒸欲發於外而為黃也陽明病被火額上微汗出小便不

必待汗出而愈故云濈然而汗出解也水穀之等者陰陽氣平也水不勝穀氣是陰不勝陽也汗出則陽氣衰脉緊則陰氣生陰陽氣平兩無偏勝則愈故云与汗共幷脉緊則愈

陽明病欲解時從申至戌上

四月為陽土王於申酉戌向王時是為欲解

陽明病不能食攻其熱必噦所以然者胃中虛冷故也以其人本虛故攻其熱必噦

不能食胃中本寒攻其熱復虛其胃虛寒相搏故令噦也經曰關脉弱胃氣虛有熱不可大攻之熱去則寒起此之謂也

陽明病脉遲食難用飽飽則微煩頭眩必小便難此欲作穀疸雖下之腹滿如故所以然者脉遲故也

陽明病脉遲則邪方入裏熱未為實也食入於陰長氣於陽胃中有熱食難用飽〻則微煩而頭眩者穀氣与熱氣相搏也兩熱相合消搏津液必小便難利者不能發黃言熱得泄也小便不利則熱不得泄身必發黃疸黃也以其發於穀氣之熱故名穀疸熱實者下之則愈脉遲為熱氣未實雖下之腹滿亦不減也經曰脉遲尚未可攻

陽明病法多汗反

無汗其身如蟲行皮中狀者此以久虛故也胃為津液之本氣虛津液少病則反無汗胃候身之肌肉其身如蟲行皮中者知胃氣久虛也陽明病反無汗而小便利二三日嘔而欬手足厥者必苦頭痛若不欬不嘔手足不厥者頭不痛陽明病法多汗反无汗而小便利者陽明傷寒而寒氣內攻也至二三日嘔欬而支厥者寒邪發於外也必苦頭痛若不欬不嘔手足不厥者是寒邪但攻裏而不外發其頭亦不痛也陽明病但頭眩不惡寒故能食而欬其人必咽痛若不欬者咽不痛陽明病身不重痛但頭眩而不惡寒者陽明中風而風氣內攻也經曰陽明病若能食名中風風邪攻胃胃氣上逆則欬咽門者胃之系欬甚則咽傷故必咽痛若胃氣不逆則不欬其咽亦不痛也陽明病無汗小便不利心中懊憹者身必發黃陽明病无汗而小便不利者熱蘊於內而不得越心中懊憹者熱氣鬱蒸欲發於外而為黃也陽明病被火額上微汗出小便不

利者必發黃陽明病則爲內熱被火則火熱相合而甚若遍身汗出而小便利者熱得泄越不能發黃今額上微汗出而小便不利則熱不得越鬱烝於胃必發黃也陽明病脉浮而緊者必潮熱發作有時但浮者必盜汗出浮爲在經緊者裏實脉浮而緊者表熱裏實也必潮熱發作有時若脉但浮而不緊者止是表熱也必盜汗出盜汗者睡而汗出也陽明病裏熱者自汗表熱者盜汗陽明病口燥但欲漱水不欲嚥者此必衄陽明之脉起於鼻絡於口陽明裏熱則渴欲飲水此口燥但欲漱水不欲嚥者是熱在經而裏無熱也陽明氣血俱多經中熱甚迫血妄行必作衄也陽明病本自汗出醫更重發汗病已差尚微煩不了了者此大便必鞕故也以亡津液胃中乾燥故令大便鞕當問其小便日幾行若本小便日三四行今日再行故知大便不久出今爲小便數少以津液當還入胃中故知不久必

大便也先亡津液使大便鞕小便數少津液分別大便必自下也傷寒嘔多雖有陽明證不可攻之嘔者熱在上焦未全入府故不可下陽明病心下鞕滿者不可攻之攻之利遂不止者死利止者愈陽明病腹滿者為邪氣入府可下之心下鞕滿則邪氣尚淺未全入府不可便下之得利止者為邪氣去正氣安正氣安則愈若因下利不止者爲正氣脫而死陽明病面合赤色不可攻之必發熱色黃小便不利也合通也陽明病面色通赤者熱在經也不可下之虛其胃氣耗其津液經中之熱乘虛入胃必發熱色黃小便不利也陽明病不吐不下心煩者可與調胃承氣湯吐後心煩謂之內煩下後心煩謂之虛煩今陽明病不吐不下心煩即是胃有鬱熱也與調胃承氣湯以下鬱熱陽明病脉遲雖汗出不惡寒者其身必重短氣腹滿而喘有潮熱者此外欲解可攻裏也手足濈然而汗出者此大便已鞕

也大承氣湯主之若汗多微發熱惡寒者外未解也其熱不潮未可與承氣湯若腹大滿不通者可與小承氣湯微和胃氣勿令大泄下陽明病脈遲若汗出多微發熱惡寒者表未解也若脈遲雖汗出而不惡寒者表證罷也身重短氣腹滿而喘有潮熱者熱入府也四肢諸陽之本津液足為熱蒸之則周身汗出津液不足為熱蒸之其手足濈然而汗出知大便已鞕也與大承氣湯以下胃熱經曰潮熱者實也其熱不潮是熱未成實故不可便與大承氣湯雖有腹大滿不通之急亦不可與大承氣湯與小承氣湯微和胃氣

大承氣湯方

大黃四兩苦寒酒洗　厚朴半斤苦溫炙去皮　枳實五枚苦寒炙

芒消三合鹹寒

內經曰燥淫所勝以苦下之大黃枳實之苦以潤燥除熱又曰燥淫於內治以苦溫厚朴之苦下結燥又曰熱淫所勝治以鹹寒芒消之鹹以攻蘊熱

右四味以水壹斗先煮貳物取伍升去滓內大黃煮取貳升去滓內芒消更上火微壹兩沸分溫再服得下餘勿服

小承氣湯方

大黃四兩　厚朴二兩炙去皮　枳實三枚大者炙

大熱結實者與大承氣湯小熱微結者與小承氣湯以熱不大甚故於大承氣湯去芒消又以結不至堅故亦減厚朴枳實也

已上三味以水肆升煮取壹升二合去滓分溫二服初服湯當更衣不爾者盡飲之若更衣者勿服之

陽明病潮熱大便微鞕者可與大承氣湯不鞕者不

與之若不大便六七日恐有燥屎欲知之法少與小
承氣湯二入腹中轉失氣者此有燥屎乃可攻之若
不轉失氣者此但初頭鞕後必溏不可攻之攻之必
脹滿不能食也欲飲水者與水則噦其後發熱者必
大便復鞕而少也以小承氣湯和之不轉失氣者慎
不可攻也潮熱者實得大便微鞕者便可攻之若不鞕者則熱未成實雖有潮熱亦未可攻若不大便六七日恐有燥屎當先与小承氣湯漬之如有燥屎小承氣湯藥勢緩不能宣泄必轉氣下失若不轉失氣是胃中無燥屎但腸間少鞕尒止初頭鞕後必溏攻之則虛其胃氣致腹脹滿不能食也胃中乾燥則欲飲水二入胃中虛寒相摶氣逆則噦其後却發熱者則熱氣乘虛還復聚於胃中胃燥得熱必大便復鞕而少与小承氣湯微利与和之故以重云不轉失氣不可攻內慎之至也夫實則讝
語虛則鄭聲鄭聲重語也內經曰邪氣盛則實精氣奪則虛讝語由邪氣盛而

神識昏也鄭声由精氣奪而声不全也讝語者言語不次也鄭声者鄭音不正也論語云惡鄭声之乱条又曰放鄭声遠佞人鄭声淫佞人殆言鄭声不正也今、新差氣虚人声轉者是所謂重語者也若声重亦声轉之

直視讝語喘蒲者死下利者亦死直視讝語邪勝也喘蒲為氣上脫下利為氣下脫是皆主死發汗多若重發汗者亡其陽讝語脉短者死脉自和者不死亡陽胃燥讝語者脉短津液已絕不可復治脉自和為正氣未衰而尤可生也傷寒若吐若下後不解不大便五六日上至十餘日日晡所發潮熱不惡寒獨語如見鬼狀若劇者發則不識人循衣摸牀惕而不安微喘直視脉弦者生濇者死微者但發熱讝語者大承氣湯主之若一服利止後服若吐若下皆傷胃氣不大便五六日上至十餘日者亡津液胃氣虚邪熱內結也陽明王於申酉戌日晡所發潮熱者陽明熱甚也不惡寒者表證罷也獨語如見鬼

狀者陽明內實也以為熱氣有餘若劇者是熱氣甚大也熱大甚於內昏冒正氣使不識人至於循衣摸牀惕而不安微喘直視傷寒陽勝而陰絕者死陰勝陽絕者死熱劇者為陽勝脉弦為陰有餘澁為陰不足陽熱雖劇脉弦知陰未絕而猶可生脉澁則絕陰故不可治其邪熱微而未至於劇者但發熱譫語可与大承氣湯以下胃中熱經曰凡服下藥中病即止不必尽劑此以熱未劇故云若一服利則止後服

陽明病其人多汗以津液外出胃中燥大便必鞕鞕則譫語小承氣湯主之若一服譫語止更莫復服亡津液胃燥大便鞕而譫語雖无大熱內結亦須与小承氣湯和其胃氣得一服譫語止則胃燥以潤更莫復与承氣湯以本无實熱故也

陽明病譫語發潮熱脉滑而疾者小承氣湯主之因與承氣湯一升腹中轉失氣者更服一升若不轉失氣勿更與之明日不大便脉反微澁者裏虛也為難治不可更與承氣湯也陽明病譫語發潮熱若脉沉實

者内实者也則可下若脉滑疾爲裏热未实則未可下先与小承氣湯和之湯入腹中轉失氣者中有燥屎可更与小承氣湯一升以除之若不轉失氣者是无燥屎不可更与承氣湯至明日邪氣傳時脉得沉实緊牢之類是裏实也反得微濇者裏氣大虚也若大便利後脉微濇者止爲裏虚而尤可此不曽大便脉反微濇是正氣内爲邪所勝故云雖绐裏

陽明病讝語有潮熱反不能食者胃中必有燥屎五六枚也若能食者但鞕尒宜大承氣湯下之讝語潮热爲胃热當消谷引食反不能食者胃中有燥屎而胃中实也若能食者胃中虚热雖鞕不得爲有燥屎雜病虚爲不欲食实爲欲食傷寒則胃实热甚者不能食胃中虚热甚者能食与雜病爲異也大承氣湯以下燥屎逐結热

陽明病下血讝語者此爲熱入血室但頭汗出者刺期門隨其實而瀉之濈然汗出則愈陽明病热入血室迫血下行使下血讝語陽明病法多汗以奪血者无汗故但頭汗出也刺期門以散血室之热隨其实而瀉之以除陽明之邪热散邪除热榮衛得通津液得後濈然

汗出而解汗出譫語者以有燥屎在胃中此爲風也須下之過經乃可下之下之若早語言必亂以表虛裏實故也下之則愈宜大承氣湯胃中有燥屎則譫語以汗出爲表未罷故云風也燥屎在胃則當下以表未和則未可下須過太陽經無表證乃可下之若下之早燥屎雖除則表邪乘虛復陷於裏爲表虛裏實胃虛熱甚語言必亂与大承氣湯卻下胃中邪熱則止

傷寒四五日脉沈而喘滿沈爲在裏而反發其汗津液越出大便爲難表虛裏實久則譫語邪氣入內之時得脉沈而喘滿裏證具也則當下之反發其汗令津液越出胃中乾燥大便必難久則屎燥胃實必發譫語

三陽合病腹滿身重難以轉側口不仁而面垢譫語遺尿發汗則譫語下之則額上生汗手足逆冷若自汗出者白虎湯主之腹滿身重難以反側口不仁譫語者陽明也針經曰少陽病甚則面微塵此面垢者少陽

也遺尿者太陽也三者以陽明證多故出陽明篇中三陽合病爲表裏有邪若發汗攻表則燥熱益甚必愈讝語若下之攻裏表熱乘虛內陷必額上汗出手足逆冷其自汗出者三陽經熱甚也內經曰熱則腠理開榮衛通汗大泄与白虎湯以解內外之熱

二陽併病太陽證罷但發潮熱手足漐漐汗出大便難而讝語者下之則愈宜大承氣湯本太陽病併於陽明名曰併病太陽證罷是无表證但發潮熱是熱併陽明一身汗出爲熱越今手足漐漐汗出是熱聚於胃也必大便難而讝語經曰手足漐然而汗出者必大便已鞕也与大承氣湯以下胃中實熱

陽明病脉浮而緊咽燥口苦腹滿而喘發熱汗出不惡寒反惡熱身重若發汗則躁心憒憒反讝語若加燒鍼必怵惕煩躁不得眠若下之則胃中空虛客氣動膈心中懊憹舌上胎者梔子豉湯主之脉浮發熱爲邪在表咽燥口苦爲熱在經脉緊腹滿而喘汗出不惡寒反惡熱身重爲邪在裏此表

裏俱有邪，猶當和解之。若發汗攻表，表熱雖除，而內熱益甚，故躁而憒憒，反讝語。憒憒者，心亂。經曰：榮氣微者，加燒針則血不行，更發熱而躁煩。此表裏有熱，若加燒針，則損動陰氣，故怵惕煩躁不得眠也。若下之，裏熱雖去，則胃中空虛，表中客邪之氣乘虛陷於上焦，煩動於隔，使心中懊憹而不了了也。舌上胎黃者，熱氣客於胃中；舌上胎白，知熱氣客於肎中，与梔子豉湯以吐肎中之邪。

若渴欲飲水，口乾舌燥者，白虎加人參湯主之。

若下後邪熱客於上焦者，為虛煩。此下後邪熱不客於上焦而客於中焦者，是為乾燥煩渴，与白虎加人參湯散熱潤燥。

若脉浮發熱，渴欲飲水，小便不利者，猪苓湯主之。

此下後客熱客於下焦者也。邪氣自表入裏，客於下焦，三焦俱帶熱也。脉浮發熱者，上焦熱也；渴欲飲水者，中焦熱也；小便不利者，邪客下焦，津液不得下通也。与猪苓湯利小便，以瀉下焦之熱也。

猪苓湯方

猪苓去皮甘平　茯苓甘平　阿膠甘平　滑石碎甘寒

澤瀉甘鹹寒各一兩

甘甚而反淡。二味滲泄為陽，豬苓茯苓之甘以行小便；鹹味湧泄為陰，澤瀉之鹹以泄伏水；滑利竅，阿膠滑石之滑以利水道。

右五味，以水肆升，先煑四味，取二升，去滓，內下阿膠烊消。温服七合，日三服。

陽明病，汗出多而渴者，不可與豬苓湯。以汗多胃中燥，豬苓湯復利其小便故也。針經曰：水穀入於口，輸於腸胃，其液別為五。天寒衣薄則為溺，天熱衣厚則為汗。是汗溺一液也。汗多為津液外泄，胃中乾燥，故不可与豬苓湯利小便也。

脉浮而遲，表熱裏寒，下利清穀者，四逆湯主之。浮為表熱，遲為裏寒。下利清穀者，裏寒甚也。与四逆湯温裏散寒。

若胃中虛冷不能食者，飲水則噦。噦者，咳逆是也。千金曰：咳逆者，噦逆之名。胃中虛冷，得水則水寒相搏，胃氣逆。

而嗽

脉浮發熱口乾鼻燥能食者則衄脉浮發熱口乾鼻燥者熱在經也能食者裏和也熱甚於經迫血爲衄胃中虚冷陰勝也水入於經其血乃成飲水者助陰氣逆爲嗽發熱口乾陽勝也食入於陰長氣於陽能食者助陽血妄爲衄三者偏陰偏陽之疾也

陽明病下之其外有熱手足溫不結胸心中懊憹飢不能食但頭汗出者梔子豉湯主之表未罷而下者應邪熱內陷也熱內陷者則外熱而无手足寒今外有熱而手足溫者熱雖內陷然而不深故不作結胸也心中懊憹飢不能食者熱客胸中爲虚煩也熱自胸中熏蒸於上故但頭汗出而身无汗与梔子豉湯以吐胸中之虚煩

陽明病發潮熱大便溏小便自可胸脇滿不去者小柴胡湯主之陽明病潮熱爲胃實大便鞕而小便數今大便溏小便自可則胃熱未實而水穀不別也大便溏者應氣降而胸脇滿去今反不去者邪氣猶在半表半裏之間与小柴胡湯以去表裏之邪

陽明病脇下鞕滿不大便而嘔舌上白胎者可與小柴胡

湯上焦得通津液得下胃氣因和身濈然而汗出解也陽明病腹滿不大便舌上胎黃者爲邪熱入府可下若脇下鞕滿雖不大便而嘔舌上白胎者爲邪未入府在表裏之閒与小柴胡湯以和解之上焦得通則嘔止津液得下則胃氣因和汗出而解

陽明中風脉弦浮大而短氣腹都滿脇下及心痛久按之氣不通鼻乾不得汗嗜卧一身及面目悉黃小便難有潮熱時二噦耳前後腫刺之小差外不解病過十日脉續浮者與小柴胡湯脉但浮無餘證者與麻黃湯若不尿腹滿加噦者不治浮大爲陽風在表也弦則爲陰風在裏也短氣腹滿脇下及心痛風熱壅於腹中而不通也若寒客於內而痛者按之則寒氣散而痛止此以風熱內壅故雖久按而氣亦不通陽明病鼻乾不得卧自汗出若邪在表也此鼻乾不得汗而嗜卧者風熱內攻不干表也一身面目悉黃小便難有潮熱時二噦者風熱攻於胃也陽明之脉出大迎循頰車上耳前

過客主人熱勝則腫此風熱在經故耳前後腫刺之經氣通腫則小差如此者外證罷則可攻若外證不解雖過十日脉續浮者邪氣由在半表半裏與小柴胡湯以和解之若其脉但浮而不弦大無諸裏證者是邪但在表也可與麻黃湯以發其汗若不尿腹滿加噦者關格之疾也故云不治難經曰關格者不得盡其命而死

陽明病自汗出若發汗小便自利者此爲津液内竭雖硬不可攻之當須自欲大便宜蜜煎導而通之若土瓜根及與大猪膽汁皆可爲導津液内竭腸胃乾燥大便因硬此非結熱故不可攻宜以藥外治而導引之

蜜煎導方

蜜柒合壹味内銅器中微火煎之稍凝似飴狀攪之勿令焦著欲可丸併手捻作挺令頭銳大如指長貳寸許當熱時急作冷則硬以内穀道中以手

急抱欲大便時乃去之

猪膽汁方

大猪膽壹枚瀉汁和醋少許以灌穀道中如壹食頃當大便出

陽明病脉遲汗出多微惡寒者表未解也可發汗宜桂枝湯陽明病脉遲汗出多當責邪在裏以微惡寒知表未解与桂枝湯和表陽明病脉浮無汗而喘者發汗則愈宜麻黄湯陽明傷寒表實脉浮無汗而喘也与麻黄湯以發汗陽明病發熱汗出此爲熱越不能發黄也但頭汗出身無汗劑頸而還小便不利渴引水漿者此爲瘀熱在裏身必發黄茵蔯湯主之但頭汗出身無汗劑頸而還者熱不得越也小便不利渴引水漿者熱甚於胃津液內竭也胃爲土而色黄胃爲熱蒸則色奪

於外必發黃也与茵蔯湯逐熱退黃

茵蔯蒿湯方

茵蔯蒿陸兩苦微寒 梔子拾肆枚擘苦寒 大黃二兩去皮苦寒

小熱之氣涼以和之大熱之氣寒以取之茵蔯梔子之苦寒以逐胃燥宜下必以苦宜補必以酸大黃之苦寒以下瘀熱

右叁味以水壹斗先煑茵蔯減陸升內貳味煑取叁升去滓分溫叁服小便當利尿如皂角汁狀色正赤壹宿腹減黃從小便去也

陽明證其人喜忘者必有畜血所以然者本有久瘀血故令喜忘屎雖鞕大便反易其色必黑宜抵當湯下之內經曰血并於下亂而喜忘此下本有久瘀血所以喜忘也津液少大便鞕以畜血在內屎雖

鞕大便反易其色黑也与抵當湯以下瘀血陽明病下之心中懊憹而煩胃中有燥屎者可攻腹微滿初頭鞕後必溏不可攻之若有燥屎者宜大承氣湯下後心中懊憹而煩者虚煩也當与梔子豉湯若胃中有燥屎者非虚煩也可与大承氣湯下之其腹微滿初鞕後溏是無燥屎此热不在胃而在上也故不可攻病人不大便五六日繞臍痛煩躁發作有時者此有燥屎故使不大便也不大便五六日者則大便必結為燥屎也胃中燥实氣不得下通故繞臍痛煩躁發作有時也病人煩熱汗出則解又如瘧狀日晡所發熱者屬陽明也脉實者宜下之脉浮虚者宜發汗下之與大承氣湯發汗宜桂枝湯雖得陽明證未可便為裏実審看脉候以別内外其脉実者热已入府為实可与大承氣湯下之其脉浮虚者是热未入府由在表也可与桂枝湯發汗則愈大下後六七日不大便煩不解腹滿

痛者此有燥屎也所以然者本有宿食故也宜大承氣湯大下之後則胃弱不能消谷至六七日不大便則宿食以結不消故使煩熱不解而腹滿痛是知有燥屎也与大承氣湯以下除之病人小便不利大便乍難乍易時有微熱喘冒不能卧者有燥屎也宜大承氣湯小便利則大便鞕此以有燥屎故小便不利而大便乍難乍易胃熱者發熱喘冒无時及瞀卧也此燥屎在胃故時有微熱喘冒不得卧也与大承氣湯以下燥屎食穀欲嘔者屬陽明也吳茱萸湯主之得湯反劇者屬上焦也上焦主內胃為之市食谷欲嘔者胃不受也与吳茱萸湯以溫胃氣得湯反劇者上焦不內也以治上焦法治之

吳茱萸湯方

吳茱萸一升洗 辛熱　人參三兩 甘溫　生薑六兩切 辛溫

大棗十二枚擘 甘溫

内經曰寒淫於内治以甘熱佐以苦辛吳茱萸生姜之辛以温胃人參大棗之甘以緩脾

右肆味以水柒升煑取貳升去滓温服七合日三服

太陽病寸緩關浮尺弱其人發熱汗出復惡寒不嘔但心下痞者此以醫下之也如其不下者病人不惡寒而渴者此轉屬陽明也小便數者大便必鞕不更衣十日無所苦也渴欲飲水少少與之但以法救之渴者宜五苓散太陽病脉陽浮陰弱為邪在表今寸緩關浮尺弱邪氣漸傳裏則發熱汗出復惡寒者表未解也傳經之邪入裏裏不和者必嘔此不嘔但心下痞者醫下之早邪氣留於心下也如其不下者必漸不惡寒而渴太陽之邪轉屬陽明也若吐若下若發汗後小便數大便鞕者當与小承氣湯和之此不因吐下發汗後小便數大便鞕若足无蒲実蚤不更衣十日无所苦也候津液還入胃中

小便數少大便必自出也渴欲飲水者少少与之以
潤胃氣但審邪氣所在以法救之如渴不止与五苓
散是也脉陽微而汗出少者為自和也汗出多者為大
過脉陽微者邪氣少汗出少者為適當故自和汗出多者反損正氣是汗出太過也陽脉實
因發其汗出多者亦為太過太過為陽絶於裏亡津
液大便因鞕也陽脉實者表熱甚也因發汗熱乘虛烝津液外泄致汗出太過汗出多者
亡其陽陽絶於裏渴胃乾燥大便因鞕也脉浮而芤浮為陽芤為陰浮芤
相搏胃氣生熱其陽則絶浮芤相搏陰陽不諧胃氣獨治鬱而生熱消爍津液
其陽為絶趺陽脉浮而濇浮則胃氣強濇則小便數浮濇
相搏大便則難其脾為約麻人丸主之趺陽若脾胃之脉診濇為
陽知胃氣強濇為陰知脾為約約者儉約之約又約
束之約內經曰飲入於胃遊溢精氣上輸於脾〻氣
散精上歸於肺通調水道下輸膀胱水精四布五
經並行是脾主為胃行其津液者也今胃強脾弱約

束津液不得四布但輸膀胱致小便數大便難与脾約丸通腸潤燥

麻人丸方

麻子人貳升 甘平　芍藥半斤 酸平　枳實半斤炙 苦寒

大黃壹斤去皮 苦寒　厚朴一尺炙去皮 苦寒　杏仁壹斤去皮尖熬別作脂 甘温

内經曰脾欲緩急食甘以緩之麻子杏人之甘緩脾而潤燥津液不足以酸收之芍藥之酸以斂津液腸燥胃強以苦泄之枳實厚朴大黃之苦下燥結而泄胃強也

右陸味爲末煉蜜爲丸桐子大飲服十丸日三服漸加以知爲度

太陽病三日發汗不解烝烝發熱者屬胃也調胃承氣湯主之 烝烝者如熱熏烝言甚熱也太陽病三日發汗不解則表邪已罷烝烝發熱胃熱爲

甚与調胃承氣湯下胃熱傷寒吐後腹脹滿者與調胃承氣湯内經曰諸脹腹大皆屬於熱〻在上焦則吐吐後不解復腹脹滿者邪熱入胃也与調胃承氣湯下其胃熱

太陽病若吐若下若發汗微煩小便數大便因鞕者與小承氣湯和之愈吐下發汗皆損津液表邪乗虚傳裏大煩者邪在表也微煩者邪入裏也小便數大便因鞕者其脾為約也小承氣湯和之愈

得病二三日脈弱無太陽柴胡證煩躁心下鞕至四五日雖能食以小承氣湯少少與微和之令小安至六日與承氣湯一升若不大便六七日小便少者雖不能食但初頭鞕後必溏未定成鞕攻之必溏須小便利屎定鞕乃可攻之宜大承氣湯鍼經曰脉軟者病将下弱為陰脉當責邪在裏得病二三日脉弱是日數虽淺而邪氣已入裏也无太陽證為表證已罷无柴胡證為无半表半裏之證煩躁心下鞕者邪氣内甚

也胃實熱甚則不能食胃虛热甚至四五日雖能食亦當与小承氣湯微和之至六日則热甚与大承氣湯一升若不大便六七日小便多者爲津液内竭大便必鞕則可下之小便少者則胃中水谷不別必初鞕後溏雖不能食爲胃實以小便少則未定成鞕亦不可攻須小便利屎定鞕乃可攻之

傷寒六七日目中不了了睛不和無表裏證大便難身微熱者此爲實也急下之宜大承氣湯

内經曰諸脉者皆屬於目傷寒六七日邪氣入裏之時日中不了了睛不和者邪熱内甚上熏於目也无表裏證大便難者裏實也身大热者表热也身微热者裏热也鍼經曰热病目不明热不已者死此目中不了了睛不和則證近危惡也須急与大承氣湯下之

陽明病發熱汗多者急下之宜大承氣湯

邪热入府外發热汗多者热迫津液將竭急与大承氣湯以下其府热

發汗不解腹滿痛者急下之宜大承氣湯

發汗不解邪热傳入府而成腹滿痛者傳之迅也是須急下之

腹滿不減減不足言當下之宜大承氣湯

腹滿不減邪氣

實也經曰大滿大實自可除下之大承氣湯下其滿實若腹滿時減非內實也則不可下金匱要畧曰腹滿時減復如故此爲寒當与溫藥是減不足言也

陽明少陽合病必下利其脉不負者順也負者失也互相剋賊名爲負也脉滑而數者有宿食也當下之宜大承氣湯陽明土少陽木二經合病氣不相和則必下利少陽脉不勝陽明不負是不相剋爲順也若少陽脉勝陽明脉負者是鬼賊相剋爲正氣失也脉經曰脉滑者爲宿食也又曰滑數則胃氣實下利者脉當微厥今脉滑數知胃有宿食与大承氣湯以下除之

病人無表裏證發熱七八日雖脉浮數者可下之假令已下脉數不解合熱則消穀喜飢至六七日不大便者有瘀血宜抵當湯七八日邪入府之時病人无表裏證但發熱雖脉浮數亦可与大承氣湯下之浮爲熱客於氣數爲熱客於血下之邪熱去而浮數之脉俱當解若下後數脉去而脉但浮則是榮血間熱并於衛氣間也當爲邪氣独留心中則飢邪熱不殺穀潮熱

發渴之證此下之後浮脉去而數不解則是衛氣間热合於榮血間也热氣合併迫血下行胃虛協热消穀喜飢血至下焦若大便利者下血乃愈若六七日不大便則血不得行畜積於下爲瘀血与抵當湯以下去之若脉數不解而下不止必協熱而便膿血也下後脉數不解而不大便者是热不得泄畜血於下爲瘀血也若下後脉數不解而下利不止者爲热得下泄迫血下行必便膿血傷寒發汗已身目爲黃所以然者以寒濕在裏不解故也以爲不可下也於寒濕中求之金匱要畧曰黃家所起從濕得之汗出热去則不能發黃發汗已身目爲黃者風氣去濕氣在也脾惡濕濕氣內著脾色外奪者身目爲黃若瘀血在裏發黃者則可下此以寒濕在裏故不可下當從寒濕法治之傷寒七八日身黃如橘子色小便不利腹微滿者茵蔯蒿湯主之當熱甚之時身黃如橘子色是熱毒發泄於外內經曰膀胱者津液藏焉氣化則能出小便不利小腹滿者熱氣甚於外而津液不得下行也与茵蔯湯利小便退黃逐热傷寒身

黄發熱者梔子蘗皮湯主之傷寒身黄胃有瘀热當須下去之此以發热爲熱未实与梔子蘗皮湯解散之

梔子蘗皮湯方

梔子一十伍箇苦寒　甘草一两甘平　黄蘗二两

右三味以水肆升煑取一升半去滓分温再服

傷寒瘀熱在裏身必發黄麻黄連軺赤小豆湯主之湿热相交民多病癉癉黄也傷寒爲寒湿在表發黄爲瘀热在裏与麻黄連軺赤小豆湯除热散湿

麻黄連軺赤小豆湯方

麻黄二两甘温去節　赤小豆一升甘平　連軺二两連翹根也苦寒

杏仁四十箇甘温去皮尖　大棗十二枚甘温　生梓白皮一升苦寒

生薑二两辛温切　甘草二两炙甘平

內經曰溫上甚而熱治以甘溫佐以甘平以汗為故止此之謂也又煎用潦水者亦取其水味薄則不助濕氣

已上捌味以潦水一斗先煑麻黃再沸去上沫內諸藥煑取三升分溫三服半日服盡

辨少陽病脉證并治第九

少陽之爲病口苦咽乾目眩也足少陽膽經也內經曰有病口苦者名曰膽癉甲乙經曰膽者中精之府五藏取決於膽咽為之使少陽之脉起於目銳眥少陽受邪故口苦咽乾目眩

少陽中風兩耳無所聞目赤胷中滿而煩者不可吐下吐下則悸而驚少陽之脉起於目眥走於耳中其支者下胷中貫膈風傷氣風則為熱少陽中風氣壅而熱故耳聾目赤胷滿而煩邪在少陽為半表半裏以吐除煩吐則傷氣氣虛者悸以下除滿下則亡血血虛者驚

傷寒脉弦細頭痛發熱者屬少陽少

陽不可發汗發汗則讝語此屬胃胃和則愈胃不和則煩而悸經曰三部俱弦者少陽受病脈細者邪漸傳裏雖頭痛發熱為表未解以邪客少陽為半在表半在裏則不可發汗發汗亡津液胃中乾燥少陽之邪因傳入胃必發讝語當与調胃承氣湯下之胃和則愈不下則胃為少陽木邪干之故煩而悸

本太陽病不解轉入少陽者脇下鞕滿乾嘔不能食往來寒熱尚未吐下脉沉緊者與小柴胡湯太陽轉入少陽是表邪入於裏脇下鞕滿不能食往來寒熱者邪在半表半裏之間若已經吐下脉沉緊若邪氣入府為裏實尚未經吐下而脉沉緊為傳裏猶未全入府外猶未解也与小柴胡湯以和解之若已吐下發汗溫鍼讝語柴胡湯證罷此為壞病知犯何逆以法治之少陽之邪在表裏之間若妄吐下發汗溫鍼損耗津液胃中乾燥木邪干胃必發讝語若柴胡證不罷者則不為逆柴胡證罷者壞病也詳其因何治之逆以法救之

三陽合病脉浮大上關上但欲眠

睡目合則汗關脉以候少陽之氣大陽之脉浮陽明之脉大脉浮上關上知三陽合病膽熱則睡少陰病但欲眠睡目合則無汗以陰不得有汗但欲眠睡目合則汗知三陽合病膽有熱也傷寒六七日無大熱其人躁煩者此為陽去入陰故也表為陽裏為陰邪在表則外有熱六七日邪氣入裏之時外無大熱内有躁煩者表邪傳裏也故曰陽去入陰傷寒三日三陽為盡三陰當受邪其人反能食而不嘔此為三陰不受邪也傷寒四日表邪傳裏又不和則不能食而嘔今反能食而不嘔是邪不傳陰但在陽也傷寒三日少陽脉小者欲已也内經曰大則邪至小則平傷寒三日邪傳少陽脉當弦緊今脉小者邪氣微而欲已也少陽病欲解時從寅至辰上内經曰陽中之少陽通於春氣寅卯辰少陽木王之時

傷寒論注解卷第五

釋音

䐜初吏切圊溷也 瘕音假腹中久病 疸音旦黄病 憒古對切心乱也 怵敕律切恐也

惕音踢敬也又憂懼也 癉丁賀切勞病也

傷寒論注解卷第六

仲景述　王叔和撰次　成無已注解

辨太陰病脉證并治第十

太陰之爲病，腹滿而吐，食不下，自利益甚，時腹自痛，若下之，必胸下結鞕。

太陰爲病，陽邪傳裏也。太陰之脉布胃中，邪氣壅而爲腹滿。上不得降者，嘔吐而食不下；下不得升者，自利益甚，時腹自痛。陰寒在内而爲腹痛者，則爲常痛；此陽邪干裏，雖痛而亦不常痛，但時時腹自痛也。若下之，則陰邪留於胸下爲結鞕。經曰：病發於陰而反下之，因作痞。

太陰中風，四肢煩疼，陽微陰濇而長者，爲欲愈。

太陰脾也，主營四末。太陰中風，四肢煩疼者，風淫末疾也。表邪少則微，裏向和則濇而長。長者陽也，陰病見陽脉則生，以陰得陽則解，故云欲愈。

太陰病欲解時，從亥至丑上。

脾爲陰土，王於丑亥子，向王，故爲解時。

太陰病，脉浮者，可發汗，宜桂枝湯。

經曰：浮爲

在表沉為在裏太陰病脉浮者邪在經也故當汗散之自利不渴者屬太陰以其藏有寒故也當溫之宜服四逆輩自利而渴者屬少陰為寒在下焦自利不渴者屬太陰為寒在中焦與四逆等湯以溫其藏傷寒脉浮而緩手足自溫者繫在太陰太陰當發身黃若小便自利者不能發黃至七八日雖暴煩下利日十餘行必自止以脾家實腐穢當去故也太陰病至七八日大便鞕者為太陰入府傳於陽明也今至七八日暴煩下利十餘行者脾家實腐穢去也下利煩躁者死此以脾氣和逐邪下泄故雖暴煩下利日十餘行而利必自止本太陽病醫反下之因爾腹滿時痛者屬太陰也桂枝加芍藥湯主之表邪未罷醫下之邪因乗虛傳於太陰裏氣不和故腹滿時痛與桂枝湯以解表加芍藥以和裏大實痛者桂枝加大黃湯主之大實大滿自可除下之故加大黃以下大實太陰為病脉弱其人

續自便利設當行大黄芍藥者宜減之以其人胃氣弱易動故也腹滿痛者太陰病也脉弱其人續自便利則邪雖在裏未成大實欲与大黄芍藥攻滿痛者宜少與之以胃氣尚弱易為動利也

辨少陰病脉證并治第十一

少陰之為病脉微細但欲寐也少陰為病脉微細為邪氣傳裏深也衛氣行於陽則寤行於陰則寐邪傳少陰則氣行於陰而不行於陽故但欲寐

少陰病欲吐不吐心煩但欲寐五六日自利而渴者屬少陰也虛故引水自救若小便色白者少陰病形悉具小便白者以下焦虛有寒不能制水故令色白也欲吐不吐心煩者表邪傳裏也若腹滿痛則屬太陰此但欲寐則知屬少陰五六日邪傳少陰之時自利不渴者寒在中焦屬太陰此自利而渴為寒在下焦屬少陰腎虛水燥渴欲引水自救下焦虛寒不能制水小便色白也經曰下利

（欲飲水者以有熱故也此下利雖渴然以小便色白明非裏熱不可不察）

病人脉陰陽俱緊反汗出者亡陽也此屬少陰法當咽痛而復吐利

（脉陰陽俱緊為少陰傷寒法當无汗反汗出者陽虛不固也故云亡陽以无陽陰獨是屬少陰内經曰邪客少陰之絡令人嗌痛不可内食少陰寒甚是當咽痛而復吐利）

少陰病欬而下利譫語者被火氣刼故也小便必難以強責少陰汗也

（欬而下利裏寒而亡津液也反以火刼強責少陰汗者津液内竭加火氣煩之故譫語小便難也）

少陰病脉細沉數病為在裏不可發汗

（少陰病始得之反發熱脉沉者為邪在經可与麻黃附子細辛湯發汗此少陰病脉細沉數為病在裏故不可發汗）

少陰病脉微不可發汗亡陽故也陽已虛尺脉弱濇者復不可下之

（脉微為亡陽表虛不可發汗弱濇為亡陽裏虛復不可下）

少陰病脉緊至七八日自下利脉暴微手足反溫脉緊反去者為欲解

也雖煩下利必自愈少陰病脉緊者寒甚也至七八日傳經盡欲解之時自下利脉暴微者寒氣得泄也若陰寒勝正陽虛而泄者則手足厥而脉緊不去今手足反溫脉緊反去知陽氣復寒氣去故爲欲解下利煩躁者逆此正勝邪微雖煩下利必自止少陰病下利若利自止惡寒而踡卧手足溫者可治少陰病下利惡寒踡卧寒極而陰勝也利自止手足溫者裏和陽氣得復故爲可治少陰病惡寒而踡時自煩欲去衣被者可治惡寒而踡陰寒甚也時時自煩欲去衣被爲陽氣得復故云可治少陰中風脉陽微陰浮者爲欲愈少陰中風陽脉當浮而陽脉微者表邪緩也陰脉當沉而陰脉浮者裏氣和也陽中有陰陰中有陽陰陽調和故爲欲愈少陰病欲解時從子至寅上陽生於子子爲一陽丑爲二陽寅爲三陽少陰解於此者陰得陽則解也

少陰病吐利手足不逆冷反發熱者不死脉不至者灸少陰七壯經曰少陰病吐利躁煩四逆者死吐利手足不厥冷者則陽氣不衰雖反發熱

不死脉不至者吐利暴虛也灸少陰七壯以通其脉少陰病八九日一身手足盡熱者以熱在膀胱必便血也膀胱太陽也少陰太陽爲表裏少陰病至八九日寒邪變熱復傳太陽太陽爲諸陽主氣熱在太陽故一身手足盡熱太陽經多血少氣爲熱所乘則血散下行必便血也少陰病但厥無汗而強發之必動其血未知從何道出或從口鼻或從目出是名下厥上竭爲難治但厥无汗熱行於裏也而強發汗虛其經絡熱乘經虛迫血妄行從虛而出或從口鼻或從目出諸厥者皆屬於下但厥爲下厥血亡於上爲上竭傷氣損血邪甚正虛故爲難治少陰病惡寒身踡而利手足逆冷者不治針經曰多熱者易已多寒者難已此內外寒極純陰无陽故云不治少陰病吐利躁煩四逆者死吐利者寒甚於裏四逆者寒甚於表躁煩則陽氣欲絶是知死矣少陰病下利止而頭眩時時自冒者死下利止則水穀竭眩冒則陽氣脫故死少陰病四逆惡寒

而身踡脉不至不煩而躁者死（四逆惡寒而身踡則寒甚脉不至則眞氣絶煩熱也躁亂也若憤躁之躁從煩至躁爲熱來有漸則猶可不煩而躁是氣欲脫而爭也譬猶燈將滅而暴明其能久乎）

少陰病六七日息高者死（腎爲生氣之源呼吸之門少陰病六七日不愈而息高者生氣斷絶也）

少陰病脉微細沉但欲卧汗出不煩自欲吐至五六日自利復煩躁不得卧寐者死（陰氣方盛至五六日傳經盡陽氣得復則愈反更自利煩躁不得卧寐則正氣弱陽不能復病勝藏故死）

少陰病始得之反發熱脉沉者麻黄附子細辛湯主之（少陰病當無熱惡寒反發熱者邪在表也雖脉沉以始得則邪氣未深亦當温劑發汗以散之）

麻黄附子細辛湯方

麻黄（弍兩去節甘熱）　細辛（弍兩辛熱）　附子（壹枚炮去皮破八片辛熱）

（內經曰寒淫於內治以甘熱佐以苦辛以辛潤之麻黄之甘以解少陰之寒細辛附子之辛以温少

陰經之

右叁味以水壹斗先煮麻黄減貳升去上沫内藥煮取叁升去滓温服壹升日叁服

少陰病得之二三日麻黄附子甘草湯微發汗以二三日無證故微發汗也二三日邪未深也既无吐利厥逆諸裏證則可与麻黄附子甘草湯微汗以散之

麻黄附子甘草湯方

麻黄貳兩去節　甘草貳兩炙　附子壹枚炮去皮

麻黄甘草之甘以散表寒附子之辛以温經氣

右叁味以水柒升先煮麻黄壹兩沸去上沫内諸藥煮取叁升去滓温服壹升日三服

少陰病得之二三日以上心中煩不得卧黄連阿膠湯主之脉經曰風傷陽寒傷陰少陰受病則得之於寒二三日已上寒極变熱之時熱煩於内心中煩不得卧也與黄連阿膠湯扶陰散熱

黄連阿膠湯方

黄連肆两 苦寒　黄芩壹两 苦寒　芍藥貳两 酸平

雞子黄貳枚 甘温　阿膠叁两 甘温

陽有餘以苦除之黄芩黄連之苦以除熱陰不足以甘補之雞黄阿膠之甘以補血酸收也泄也芍藥之酸收陰氣而泄邪熱

右伍味以水伍升先煮参物取貳升去滓内膠烊盡小冷内雞子黄攪令相得温服柒合日参服

少陰病得之一二日口中和其背惡寒者當灸之附

子湯主之少陰客熱則口燥舌乾而渴口中和者不苦不燥是無熱也背為陽背惡寒者陽氣弱陰氣勝也經曰無熱惡寒者發於陰也灸之助陽消陰與附子湯溫經散寒

附子湯方

附子貳枚破捌片去皮辛熱　茯苓叁兩甘平　人參貳兩甘溫

白术肆兩甘溫　芍藥叁兩酸平

辛以散之附子之辛以散寒甘以緩之茯苓人參白术之甘以補陽酸以收之芍藥之酸以扶陰所以然者偏陰偏陽則為病火欲實水當平之不欲偏勝也

右伍味以水捌升煮取叁升去滓溫服壹升日叁服

少陰病身體痛手足寒骨節痛脉沉者附子湯主之少陰腎水而主骨節身體疼痛支冷脉沉者寒盛於陰也身疼骨痛若脉浮手足熱則可發汗此手足寒

脉沉故當与附子湯温經

少陰病下利便膿血者桃花湯主之陽病下利便膿血者協熱也少陰病下利便膿血者下焦不約而裏寒也與桃花湯固下散寒

桃花湯方

赤石脂壹斤壹半全用壹半篩末甘温　乾薑壹兩辛熱　粳米壹升甘平

濇可去脫赤石脂濇以固腸胃辛以散之乾薑之辛以散裏寒粳米之甘以補正氣

右叁味以水柒升煑米令熟去滓温服柒合內赤石脂末方寸匕日叁服若壹服愈餘勿服

少陰病二三日至四五日腹痛小便不利下利不止便膿血者桃花湯主之二三日以至四五日寒邪入裏深也腹痛者裏寒也小便不利者水穀不別也下利不止便膿血者腸胃虚弱下焦不固也與桃花湯固腸止利

少陰病下痢便膿血者可刺下焦血氣留聚腐化則為膿血刺之以利下焦宣通血氣

少

陰病吐利手足厥冷煩躁欲死者吴茱萸湯主之吐利手足厥冷則陰寒氣甚煩躁欲死者陽氣內爭與吴茱萸湯助陽散寒

少陰病下痢咽痛胷滿心煩者猪膚湯主之少陰之脉從腎上貫肝膈入肺中循喉嚨其支別者從肺出絡心注胷中邪自陽經傳於少陰陰虛客熱下利咽痛胷滿心煩也與猪膚湯調陰散熱

猪膚湯方

猪膚壹斤甘寒猪水畜也其氣先入腎少陰客熱是以猪膚解之加白蜜以潤燥除煩白粉以益氣斷利

右壹味以水壹斗煑取伍升去滓加白蜜壹升白粉伍合熬香和相得温分陸服

少陰病二三日咽痛者可與甘草湯不差者與桔梗湯陽邪傳於少陰邪熱爲咽痛服甘草湯則差若寒熱相搏爲咽痛者服甘草湯若不差與桔梗湯以

和少陰之氣

甘草湯方

甘草貳兩

右壹味以水叁升煑取壹升半去滓溫服柒合日貳服

桔梗湯方

桔梗壹兩辛甘微溫　甘草貳兩甘平

桔梗辛溫以散寒甘草味甘平以除熱甘梗相合以調寒熱

右貳味以水叁升煑取壹升去滓分溫再服

少陰病咽中傷生瘡不能語言聲不出者苦酒湯主之熱傷於絡則經絡乾燥使咽中傷生瘡不能言語聲不出者與苦酒湯以解絡熱愈咽瘡

苦酒湯方

半夏洗破如棗核大拾肆枚辛溫　雞子壹枚去黃內上苦酒著雞子殼中甘微寒

辛以散之半夏之辛以發音聲甘以緩之雞子之甘以緩咽痛酸以收之苦酒之酸以斂咽瘡

右貳味內半夏著苦酒中以雞子殼置刀鐶中安火上令叁沸去滓少少含嚥之不差更作三劑

少陰病咽中痛半夏散及湯主之甘草湯主少陰客熱咽痛桔梗湯主少陰寒熱相搏咽痛半夏散及湯主少陰客寒咽痛也

半夏散及湯方

半夏洗辛溫　桂枝去皮辛熱　甘草炙甘平以上各等分

內經曰寒淫所勝平以辛熱佐以甘苦半夏桂枝之辛以散經寒甘草之甘以緩正氣

已上叁味各別搗篩已合治之白飲和服方寸匕

日叁服若不能散服者以水壹升煎七沸內散兩方寸匕更煎叁沸下火令小冷少少嚥之

少陰病下利白通湯主之少陰主水少陰客寒不能制水故自利也白通湯溫裏散寒

白通湯方

葱白四莖辛溫　乾薑一兩辛熱　附子一枚生用去皮破八片辛熱

內經曰腎苦燥急食辛以潤之葱白之辛以通陽氣薑附之辛以散陰寒

右叁味以水叁升煮取壹升去滓分溫再服

少陰病下利脉微者與白通湯利不止厥逆無脉乾嘔煩者白通加猪膽汁湯主之服湯脉暴出者死微續者生少陰病下利脉微為寒極陰勝與白通湯復陽散寒服湯利不止厥逆無脉乾嘔煩者寒

氣大甚內爲格拒陽氣逆亂也與白通湯加猪膽汁湯以和之內經曰逆而從之從而逆之又曰逆者正治從者反治此之謂也服湯脉暴出者正氣因發泄而脱也故死脉微續者陽氣漸復也故生

白通加猪膽汁湯方

葱白肆莖 乾薑一兩 附子一枚生去皮破捌片

人尿伍合鹹寒 猪膽汁一合苦寒

內經曰若調寒熱之逆冷熱必行則熱物冷服下嗌之後冷體既消熱性便發由是病氣隨愈嘔噦皆除情且不違而致大益此和人尿猪膽汁鹹苦寒物於白通湯熱劑中要其氣相從則可以去格拒之寒也

已上叁味以水叁升煮取壹升去滓内膽汁人尿和令相得分温再服若無膽亦可用

少陰病二三日不已至四五日腹痛小便不利四肢

沉重疼痛自下利者此爲有水氣其人或欬或小便利或下利或嘔者眞武湯主之少陰病二三日則邪氣猶淺至四五日則邪氣已深腎主水腎病不能制水〻飲停爲水氣腹痛者寒濕内甚也四肢沉重疼痛寒濕外甚也小便不利自下利者濕勝而水穀不別也内經曰濕勝則濡泄与真武湯益陽氣散寒濕

真武湯方

茯苓三兩甘平　芍藥三兩酸平　生薑三兩切辛溫

白朮二兩甘溫　附子一枚炮去皮破八片辛熱

脾惡濕甘先入脾茯苓白朮之甘以益脾逐水寒淫所勝平以辛熱濕淫所勝佐以酸平附子芍藥生薑之酸辛以溫經散濕

右伍味以水捌升煮取叁升去滓溫服柒合日叁

服後加減法

若欬者加五味子半升細辛乾薑各壹兩氣逆欬者五味子之酸以收逆氣水寒相摶則欬細辛乾薑之辛以散水寒若小便利者去茯苓小便利則无伏水故去茯苓若下利者去芍藥加乾薑貳兩芍藥之酸泄氣乾薑之辛散寒若嘔者去附子加生薑足前成半斤氣逆則嘔附子補氣生薑散氣千金曰嘔家多服生薑此為嘔家聖藥

少陰病下利清穀裏寒外熱手足厥逆脉微欲絕身反不惡寒其人面赤色或腹痛或乾嘔或咽痛或利止脉不出者通脉四逆湯主之下利清穀手足厥逆脉微欲絕為裏寒身熱不惡寒面色赤為外熱此陰甚於內格陽於外不相通也與通脉四逆湯散陰通陽

通脉四逆湯方

甘草二兩炙　附子大者一枚生用去皮破八片

乾薑叁两强人可肆两

右叁味以水叁升煑取壹升貳合去滓分温再服

其脉即出者愈

面色赤者加葱玖莖葱味辛以通陽氣腹中痛者去葱加芍藥貳两芍藥之酸通塞利腹中痛為氣不通也嘔者加生薑貳两辛以散之嘔為氣不散也咽痛者去芍藥加桔梗壹两咽中如結加桔梗則能散之利止脉不出者去桔梗加人叁貳两利止脉不出者亡血也加人參以補之經曰脉微而利亡血也四逆加人參湯主之病皆與方相應者乃可服之

少陰病四逆其人或欬或悸或小便不利或腹中痛或泄利下重者四逆散主之四逆者四肢不温也傷寒邪在三陽則手足必熱傳到太陰手足自温至少陰則邪熱漸深故四肢逆而不温也及至厥陰則手足厥冷是又甚於逆四逆散以散傳陰之熱

四逆散方

甘草炙甘平　枳實破水漬炙乾苦寒　柴胡苦寒

芍藥酸微寒

內經曰熱淫於內佐以甘苦以酸收之以苦發之枳實甘草之苦甘以泄裏熱芍藥之酸以收陰氣柴胡之苦以發表熱

右肆味各拾分擣篩白飲和服方寸匕日叁服

欬者加五味子乾薑各伍分并主下痢肺寒氣逆則欬五味子之酸收逆氣乾薑之辛散肺寒并主下痢者肺與大腸爲表裏上欬下痢治則頗同　悸者加桂枝伍分悸者氣虛而不能通行心下築築然悸動也桂猶圭也引導陽氣若執以使　小便不利者加茯苓伍分茯苓味甘而淡用以滲泄　腹中痛者加附子壹枚炮令坼裏虛遇邪則痛加附子以補虛　泄利下重者先以水伍

升煑減白參升煑取參升去滓以散參方寸匕内湯中煑取壹升半分温再服泄利下重者下焦氣滯也加薤白以泄氣滯

少陰病下利六七日欬而嘔渴心煩不得眠者猪苓湯主之下利不渴者裏寒也經曰自利不渴者屬太陰以其藏寒故也此下利嘔渴知非裏寒心煩不得眠知恊熱也与猪苓湯滲泄小便分別水穀經曰復不止當利其小便此之謂歟

少陰病得之二三日口燥咽乾者急下之宜大承氣湯傷寒傳經五六日邪傳少陰則口燥舌乾而渴爲邪漸深也今少陰病得之二三日邪氣未深入之時便作口燥咽乾者是邪熱已甚腎水乾也急与大承氣湯下之以全腎也

少陰病自利清水色純青心下必痛口乾燥者急下之宜大承氣湯少陰腎水也青肝色也自利色青爲肝邪乘腎難經曰從前來者爲實邪以腎蘊實邪必心下痛口乾燥也与大承氣湯以下實邪

少陰病六七日腹脹不大便者急下之宜大

承氣湯此少陰入府也六七日少陰之邪入府之時陽明內熱壅甚腹滿不大便也陽明病土勝腎水則乾急与大承氣湯下之以救腎水

少陰病脉沉者急溫之宜四逆湯既吐且利小便復利而大汗出下利清穀內寒外熱脉微欲絕者不云急溫此少陰病脉沉而云急溫者彼雖寒甚然而證已形見於外治之則有成法此初頭脉沉未有形證不知邪氣所之將發何病是急与四逆湯溫之

少陰病飲食入口則吐心中溫溫欲吐復不能吐始得之手足寒脉弦遲者此胸中實不可下也當吐之若膈上有寒飲乾嘔者不可吐也急溫之宜四逆湯傷寒表邪傳裏至於少陰少陰之脉從肺出絡心注胸中邪既留於胸中而不散者飲食入口則吐心中溫溫欲吐陽受氣於胸中邪既留於胸中則陽氣不得宣發於外是以始得之手足寒脉弦遲此是胸中實不可下而當吐其膈上有寒飲亦使人心中溫溫而手足寒吐則物出嘔則物不出吐与嘔別焉胸中實則吐而物出若膈上有寒飲則但乾嘔而不吐也此不可吐可与四逆湯以溫

其腸

少陰病下利脈微濇嘔而汗出必數更衣反少者當溫其上灸之脈微爲亡陽濇爲亡血下利嘔而汗出亡陽亡血也津液不足裏有虚寒必數更衣反少者溫其上以助其陽也灸之以消其陰

辨厥陰病脈證并治第十二

厥陰之爲病消渴氣上撞心心中疼熱飢而不欲食食則吐蚘下之利不止邪傳厥陰則熱已深也邪自太陽傳至太陰則腹滿而嗌乾未成渴也邪至少陰者口燥舌乾而渴未成消也至厥陰成消渴者熱甚能消水故也飲水多而小便少者謂之消渴木生於火肝氣通心厥陰客熱氣上撞心心中疼熱傷寒六七日厥陰受病之時爲傳經尽則當入府胃虚客熱飢不欲食蚘在胃中无食則動聞食臭而出得食吐蚘此熱在厥陰經也若便下則之虚其胃氣厥陰木邪相乘必吐下不止

厥陰中風脈微浮爲欲愈不浮爲未愈經曰陰病見陽脈而生浮者陽也厥陰中風脈微浮爲邪氣还表向汗之時故云欲愈

厥陰病欲解時從丑至卯上厥陰木也王於卯丑寅向王故爲解時

厥陰病渴欲飲水者少少與之愈邪至厥陰爲傳經盡欲汗之時渴欲得水者少少与之胃氣得潤則愈

諸四逆厥者不可下之虛家亦然四逆者四肢不溫也厥者手足冷也皆陽氣少而陰氣多故不可下虛家亦然下之是爲重虛金匱玉函曰虛者十補勿一瀉之

傷寒先厥後發熱而利者必自止見厥復利陰氣勝則厥逆而利陽氣復則發熱利必自止見厥則陰氣還勝而復利也

傷寒始發熱六日厥反九日而利凡厥利者當不能食今反能食者恐爲除中食以索餅不發熱者知胃氣尚在必愈恐暴熱來出而復去也後三日脉之其熱續在者期之旦日夜半愈所以然者本發熱六日厥反九日復發熱三日并前六日亦爲九日與厥相應故期之

旦日夜半愈後三日脉之而脉數其熱不罷者此爲熱氣有餘必發癰膿也始發熱邪在表也至六日邪傳厥陰陰氣勝者作厥厥而利厥反九日陰寒氣多當不能食而反能食者恐爲除中除去也中胃氣也言邪氣大甚除去胃氣胃欲引食自救故暴能食此欲勝也食以索餅試之若胃氣絶得餅則必發熱若不發熱者胃氣尚在也恐是寒極變熱因暴熱來而復去使之能食非除中也金匱要畧曰病人素不能食而反暴思之必發熱後三日脉之其熱續在者陽氣勝也期之旦日夜半愈若旦日不愈後三日脉數而熱不罷者爲熱氣有餘必發癰膿經曰數脉不時則生惡瘡

傷寒脉遲六七日而反與黄芩湯徹其熱脉遲爲寒今與黄芩湯復除其熱腹中應冷當不能食今反能食此名除中必死傷寒脉遲六七日爲寒氣已深反與黄芩湯寒藥兩寒相搏腹中當冷冷不消穀則不能食反能食者除中也四時皆以胃氣爲本胃氣已絶故云必死

傷寒先厥後發熱下利必自止而反汗出咽

中痛者其喉爲痺發熱無汗而利必自止若不止必便膿血便膿血者其喉不痺傷寒先厥而利陰寒氣勝也寒極變熱後發熱下利必自止而反汗出咽中痛其喉爲痺者熱氣上行也發熱死汗而利必自止利不止必便膿血者熱氣下行也熱氣下而不上其喉亦不痺也傷寒一二日至四五日而厥者必發熱前熱者後必厥厥深者熱亦深厥微者熱亦微厥應下之而反發汗者必口傷爛赤前厥後發熱者寒極生熱也前熱後厥者陽氣內陷也厥深熱深厥微熱微隨陽氣陷之深淺也熱之伏深必須下去之反發汗者引熱上行必口傷爛赤內經曰火氣內發上爲口糜傷寒病厥五日熱亦五日設六日當復厥不厥者自愈厥終不過五日以熱五日故知自愈陰勝則厥陽勝則熱先厥五日爲陰勝至六日陽復勝熱亦五日後復厥者陰復勝若不厥爲陽全勝故自愈經曰發熱四日厥反三日復熱四日厥少熱多其病爲愈凡厥者

陰陽氣不相順接便為厥厥者手足逆冷是也手之三陰三陽相接於手十指足之三陰三陽相接於足十指陽氣內陷陽不与陰相順接故手足為之厥冷也

傷寒脉微而厥至七八日膚冷其人躁無暫安時者此為藏厥非為蚘厥也蚘厥者其人當吐蚘令病者靜而復時煩此為藏寒蚘上入膈故煩須臾復止得食而嘔又煩者蚘聞食臭出其人當自吐蚘蚘厥者烏梅圓主之又主久利方藏厥者死陽氣絕也蚘厥雖厥而煩吐蚘已則靜不厥若藏厥而躁無暫安時也病人藏寒胃虛蚘動上膈聞食臭出因而吐蚘与烏梅員温藏安蟲

烏梅圓方

烏梅叁百箇 味酸温　細辛陸兩 辛熱　乾薑拾兩 辛熱　黃連壹斤 苦寒

當歸四兩 辛温　附子陸兩炮 辛熱　蜀椒四兩去汗 辛熱

桂枝陸兩辛熱　人參六兩甘溫　黃蘗陸兩苦寒

肺主氣，肺欲收，急食酸以收之，烏梅之酸以收肺氣；脾欲緩，急食甘以緩之，人參之甘以緩脾氣；寒淫於內，以辛潤之，以苦堅之，當歸、桂、椒、細辛之辛以潤內寒；寒淫所勝，平以辛熱，薑、附之辛熱以勝寒；蚘得甘則動，得苦則安，黃連、黃蘗之苦以安蚘。

右拾味，異擣篩，合治之，以苦酒漬烏梅壹宿，去核，蒸之伍升米下，飯熟擣成泥，和藥令相得，內臼中，與蜜杵貳千下，員如梧桐子大，先食飲服拾圓，日叁服，稍加至貳拾圓。禁生冷、滑物、臭食等。

傷寒熱少厥微，指頭寒，默默不欲食，煩躁。數日小便利，色白者，此熱除也，欲得食，其病爲愈。若厥而嘔，胷脇煩滿者，其後必便血。指頭寒者，是厥微熱少也；默默不欲食，煩躁者，邪熱初傳裏也。數日之後，小便色白，裏熱去，欲得食，為胃氣已和，其病為愈。厥陰之脉，挾胃貫膈，布脇肋。厥而嘔，胷脇煩滿者，傳邪之熱甚於裏也。厥陰肝主血，後數日熱不去，又不得外出，迫血下行，必致便血。

病者手足厥冷，言我不結胷，小腹滿，按之痛者，此冷結在膀胱關元也。手足厥，不結胷者，無熱也。小腹滿，按之痛，下焦冷結也。

傷寒發熱四日，厥反三日，復熱四日，厥少熱多，其病當愈。四日至七日，熱不除者，其後必便膿血。先熱後厥者，陽氣邪傳裏也。發熱為邪氣在表。至四日後厥者，傳之陰也。後三日復傳陽經，則復熱。厥少則邪微，熱多為陽勝，其病為愈。至七日傳經盡，熱除則愈。熱不除者，為熱氣有餘，內搏厥陰之血，其後必大便膿血。

傷寒厥四日，熱反三日，復厥五日，其病為進。寒多熱少，陽氣退，故為進也。傷寒陰勝者，先厥，至四日邪傳裏，重陰必陽，却熱三日，七日傳經盡，當愈。若不愈而復厥者，傳作再經，至四日則當復熱；若不復熱，至五日厥不除者，陰勝於陽，其病進也。

傷寒六七

日脈微手足厥冷煩燥灸厥陰厥不還者死傷寒六七日則正氣當復邪氣當罷脈浮身熱為欲解若反脈微而厥則陰勝陽也煩燥者陽虛而爭也灸厥陰以復其陽厥不還則陽氣已絕不能復正而死

傷寒發熱下利厥逆躁不得卧者死傷寒發熱邪在表也下利厥逆陽氣虛也躁不得卧者病勝藏也故死

傷寒發熱下利至甚厥不止者死金匱要畧曰六府氣絕於外者手足寒五藏氣絕於內者利下不禁傷寒發熱為邪氣獨甚下利至甚厥不止為府藏氣絕故死

傷寒六七日不利便發熱而利其人汗出不止者死有陰無陽故也傷寒至七日為邪正爭之時正勝則生邪勝則死始不下利而暴忽發熱下利汗出不止者邪氣勝正陽氣脫也故死

傷寒五六日不結胷腹濡脈虛復厥者不可下此為亡血下之死傷寒五六日邪氣當作裏實之時若不結胷而腹濡者裏無熱也脈虛者亡血也復厥者陽氣少也不可下下之為重虛故死金匱玉函曰虛者重瀉真氣乃絕

發熱

而厥七日下利者爲難治發熱而厥邪傳裏也至七日傳經盡則正氣勝邪當汗出而解反下利則邪氣勝裏氣虛則爲難治傷寒脈促手足厥逆者可灸之脈促則爲陽虛不相續厥逆則爲陽虛不相接灸之以助陽氣傷寒脈滑而厥者裏有熱也白虎湯主之滑爲陽厥氣內陷是裏熱也與白虎湯以散裏熱也手足厥寒脈細欲絕者當歸四逆湯主之手足厥寒者陽氣外虛不温四末脈細欲絕者陰血內弱脈行不利與當歸四逆湯助陽生陰也

當歸四逆湯方

當歸叁兩辛温　桂枝叁兩辛熱　芍藥叁兩酸寒　細辛叁兩辛熱

大棗貳拾伍箇甘温　甘草貳兩炙甘平　通草貳兩甘平

內經曰脈者血之府也諸血者皆屬於心通脈者必先補心益血苦先入心當歸之苦以助心血心苦緩急食甘以緩之大棗甘草通草之甘以緩陰血

右柒味以水捌升煑取叁升去滓温服壹升日叁服

若其人內有久寒者宜當歸四逆加吴茱萸生薑湯主之茱萸辛温以散久寒生薑辛温以行陽氣

大汗出熱不去內拘急四肢疼又下利厥逆而惡寒者四逆湯主之大汗出則熱當去熱反不去者亡陽也內拘急下利者寒甚於裏四肢疼厥逆而惡寒者寒甚於表與四逆湯復陽散寒

大汗若大下利而厥冷者四逆湯主之大汗若大下利內外雖殊其亡津液損陽氣則一也陽虛陰勝故生厥逆與四逆湯固陽退陰

病人手足厥冷脉乍緊者邪結在胷中心中滿而煩飢不能食者病在胷中當須吐之宜瓜蔕散手足厥冷者邪氣內陷也脉緊牢者爲實邪氣入府則脉沉今脉乍緊知邪結在胸中爲實故心下滿而煩胃中無邪則喜飢以病在胸中雖飢而不能食與瓜蔕

散以吐中之邪肖傷寒厥而心下悸者宜先治水當服茯苓甘草湯却治其厥不尒水漬入胃必作利也金匱要畧曰水停心下甚者則悸厥雖寒勝然以心下悸爲水飲內甚先与茯苓甘草湯治其水而後治其厥若先治厥則水飲浸漬入胃必作下利傷寒六七日大下後寸脉沉而遲手足厥逆下部脉不至咽喉不利唾膿血泄利不止者爲難治麻黄升麻湯主之傷寒六七日邪傳厥陰之時大下之後下焦氣虛陽氣內陷寸脉遲而手足厥逆下部脉不至厥陰之脉貫膈上注肺循喉嚨在厥陰隨經射肺因亡津液遂成肺痿咽喉不利而唾膿血也金匱要畧曰肺痿之病從何得之被快藥下利重亡津液故得之若泄利不止者爲裏氣大虛故云難治与麻黄升麻湯以調肝肺之氣

麻黄升麻湯方

麻黄貳兩半去節甘溫　升麻一兩一分甘平　當歸一兩一分辛溫

知母苦寒　黄芩苦寒　萎蕤甘平各拾捌銖

石膏碎綿裹甘寒　白术甘温　乾薑辛熱

芍藥酸平　天門冬去心甘平　桂枝辛熱

茯苓甘平　甘草炙甘平各陸銖

玉函曰大熱之氣寒以取之甚熱之氣以汗發之當麻黄升麻之甘以發浮熱正氣虛者以辛潤之當歸桂薑之辛以散寒上熱者以苦泄之知母黄芩之苦凉心去熱津液少者以甘潤之茯苓白术之甘緩脾生津肺燥氣熱以酸收之以甘緩之芍藥之酸以斂逆氣萎蕤門冬石膏甘草之甘潤肺除熱

右拾肆味以水壹斗先煑麻黄壹兩沸去上沫内諸藥煑取叁升去滓分温叁服相去如炊叁斗米頃令盡汗出愈

傷寒四五日腹中痛若轉氣下趣少腹者此欲自利也傷寒四五日邪氣傳裏之時腹中痛轉氣下趣少腹者裏虛遇寒寒氣下行欲作自利也

傷寒本自寒下醫復吐下之寒格更逆吐下若食入口即吐乾薑黃連黃芩人參湯主之傷寒邪自傳表爲本自寒下醫反吐下損傷正氣寒氣內爲格拒經曰格則吐逆食入口即吐謂之寒格更復吐下則重虛而死是更逆吐下與乾薑黃連黃芩人參湯以通寒格

乾薑黃連黃芩人參湯方

乾薑辛熱　黃連苦寒　黃芩苦寒　人參甘溫各三兩

辛以散之甘以緩之乾薑人參之甘辛以補正氣苦以泄之黃連黃芩之苦以通寒格

右肆味以水陸升煮取貳升去滓分溫再服

下利有微熱而渴脉弱者今自愈下利陰寒之疾反大熱者逆有微熱

而渴裏氣方温也經曰諸弱發熱脉弱者陽氣得復也今必自愈下利脉數有微熱汗出今自愈設復緊爲未解下利陰病也脉數陽脉也陰病見陽脉者生微熱汗出陽氣得通也利必自愈諸緊爲寒設復脉緊陰氣猶勝故云未解下利手足厥冷無脉者灸之不温若脉不還反微喘者死下利手足厥逆无脉者陰氣獨勝陽氣大虚也灸之陽氣復手足温而脉還爲欲愈若手足不温脉不還者陽已絶也反微喘者陽氣脫也少陰負趺陽者爲順也少陰腎水趺陽脾土下利爲腎邪干脾水不勝土則爲微邪故爲順也下利寸脉反浮數尺中自濇者必清膿血下利者脉當沈而遲反浮數者裏有熱也濇爲无血尺中自濇者腸胃血散也隨利下必便膿血清與圊通脉經曰清者厠也下利清穀不可攻表汗出必脹滿下利者脾胃虚也胃爲津液之主發汗亡津液則胃氣虚必脹滿下利脉沉弦者下重也脉大者爲未止脉微弱數者爲欲自止雖發熱不

死沉為在裏弦為拘急裏氣不足是主下重大則病進此利未止脉微弱數者邪氣微而陽氣復為欲自止雖發熱止由陽勝非大逆也

下利脉沉而遲其人面少赤身有微熱下利清穀者必鬱冒汗出而解病人必微厥所以然者其面戴陽下虛故也下利清穀脉沉而遲裏有寒也面少赤身有微熱表未解也病人微厥針經曰下虛則厥表邪欲解臨汗之時以裏先虛必鬱冒然後汗出而解也

下利脉數而渴者今自愈設不差必清膿血以有熱故也經曰脉數不解而下不止必協熱便膿血也

下利後脉絶手足厥冷晬時脉還手足温者生脉不還者死下利後脉絶手足厥冷者无陽也晬時周時也周時厥愈脉出為陽氣復則生若手足不温脉不還者為陽氣絶則死

傷寒下利日十餘行脉反實者死下利者裏虛也脉當微弱反實者病勝藏也故死難經曰脉不應病病不應脉是為死病

下利清穀裏寒外熱汗出而厥者通脉

四逆湯主之下利清穀為裏寒身熱不解為外熱汗出陽氣通行於外則未當厥其汗出而厥者陽氣大虛也与通脉四逆湯以固陽氣

熱利下重者白頭翁湯主之利則津液少熱則傷氣氣虛不利致後重也与白頭翁湯散熱厚腸

白頭翁湯方

白頭翁二兩苦寒　黃連苦寒　黃栢苦寒　秦皮苦寒各三兩

內經曰腎欲堅急食苦以堅之利則下焦虛是以純苦之劑堅之

右肆味以水柒升煮取貳升去滓溫服壹升不愈更服壹升

下利腹脹滿身體疼痛者先溫其裏乃攻其表溫裏四逆湯攻表桂枝湯下利腹滿者裏有虛寒先与四逆湯溫裏身疼痛為表未解利止裏和与桂枝湯攻表

下利欲飲水者以有熱故也白頭翁

湯主之自利不渴為藏寒与四逆湯以溫藏下利飲水為有热与白頭翁湯以凉中下利譫語者有燥屎也宜小承氣湯經曰實則譫語有燥屎為胃實下利為腸虛与小承氣湯以下燥屎下利後更煩按之心下濡者為虛煩也宜梔子豉湯下利後不煩為欲解若更煩而心下堅者恐為穀煩此煩而心下濡者是邪热乘虛客於胷中為虛煩也与梔子豉湯吐之則愈嘔家有癰膿者不可治嘔膿盡自愈胃脘有癰則嘔而吐膿不可治嘔得膿尽嘔即自愈嘔而脉弱小便復利身有微熱見厥者難治四逆湯主之嘔而脉弱為邪氣傳裏嘔則氣上逆而小便當不利小便復利者裏虛也身有微热見厥者陰勝陽也為難治与四逆湯溫裏助陽乾嘔吐涎沫頭痛者吳茱萸湯主之乾嘔吐涎沫者裏寒也頭痛者寒氣上攻也与吳茱萸湯溫裏散寒嘔而發熱者小柴胡湯主之經曰嘔而發热者柴胡證具傷寒大吐大下之極虛復極汗出者以

其人外氣怫鬱，復與之水以發其汗，因得噦。所以然者，胃中寒冷故也。大吐大下，胃氣極虛，復極發汗，又亡陽氣。外邪怫鬱於表，則身熱。毉与之水以發其汗，胃虛得水，虛寒相搏，成噦也。傷寒噦而腹滿，視其前後，知何部不利，利之則愈。噦而腹滿，氣上而不下也。視其前後部，有不利者，即利之，以降其氣。前部，小便也；後部，大便也。

傷寒論注解卷第六

釋音

踡音拳，不伸也　憤扶粉切，懣也　惡濕上烏路切，恥也，憎也　撞宅江切，擊也

傷寒論注解卷第七之八

仲景述　王叔和撰次　成無已注解

辨霍亂病脉證并治第十三

問曰病有霍亂者何荅曰嘔吐而利名曰霍亂三焦者水穀之道路邪在上焦則吐而不利邪在下焦則利而不吐邪在中焦則既吐且利以飲食不節寒熱不調清濁相干陰陽乖隔遂成霍亂輕者止曰吐利重者揮霍撩亂名曰霍亂

問曰病發熱頭痛身疼惡寒吐利者此屬何病荅曰此名霍亂自吐下又利止復更發熱也發熱頭痛身疼惡寒者本是傷寒因邪入裏傷於脾胃上吐下利令為霍亂利止裏和復更發熱者還是傷寒必汗出而解

傷寒其脉微濇者本是霍亂今是傷寒却四五日至陰經上轉入陰必利本嘔下利者不可治也欲似大便而反失氣仍不

利者屬陽明也便必鞕十三日愈所以然者經盡故也

微爲亡陽澁爲亡血傷寒脈微澁則本是霍亂吐利亡陽亡血吐利止傷寒之邪未已還是傷寒却四五日邪傳陰經之時裏虛遇邪必作自利本嘔者邪甚於上又利者邪甚於下先霍亂裏氣大虛又傷寒之邪再傳爲吐利是重虛也故爲不治若欲似大便而反失氣仍不利者利爲虛不利爲實欲大便而反失氣裏氣熱也此屬陽明便必鞕也十三日愈者傷寒六日傳遍三陰三陽後六日再傳經盡則陰陽之氣和大邪之氣去而愈也

下利後當便鞕鞕則能食者愈今反不能食到後經中頗能食復過一經能食過之一日當愈不愈者不屬陽明也

下利後亡津液當便鞕能食爲胃和必自愈不能食者爲未和到後經中爲復過一經言七日後再經也頗能食者胃氣方和過一日當愈不愈者暴熱使之能食非陽明氣和也

惡寒脈微而復利利止亡血也四逆加人參湯主之

惡寒脈微而利者陽虛陰勝也利止則津液內竭故云亡血金匱玉函曰水竭則無

血與四逆湯溫經助陽加人參生津液益血

霍亂頭痛發熱身疼痛熱多欲飲水者五苓散主之寒多不用水者理中丸主之

頭痛發熱則邪自風寒而來中焦爲寒熱相半之分邪稍高者居陽分則爲熱熱多欲飲水者與五苓散以散之邪稍下者居陰分則爲寒寒多不用水者與理中丸溫之

理中丸方

人參甘溫　甘草甘平炙　白朮甘溫　乾薑辛熱已上各叁兩

內經曰脾欲緩急食甘以緩之用甘補之人參白朮甘草之甘以緩脾氣調中寒淫所勝平以辛熱乾薑之辛以溫胃散寒

右肆味擣篩爲末蜜和丸如鷄黃大以沸湯數合和壹丸研碎溫服之日叁肆夜貳服腹中未熱益至叁肆丸然不及湯湯法以肆物依兩數切用水

捌升煑取三升去滓温服壹升日三服加減法

若臍上築者腎氣動也去术加桂肆兩脾虚腎氣動者臍上築動内經曰甘者令人中滿术甘壅補桂泄奔豚是相易也吐多者去术加生薑叁兩嘔家不喜甘故去术嘔家多服生姜以辛散之下多者還用术悸者加茯苓貳兩下多者用术以去濕悸加茯苓以導氣渴欲得水者加术足前成肆兩半津液不足則渴术甘以緩之腹中痛者加人參足前成肆兩半裏虚則痛加人參以補之寒者加乾薑足前成肆兩半寒淫所勝平以辛熱腹滿者去术加附子壹枚服湯後如食頃飲熱粥壹升許微自温勿發揭衣被胃虚則氣壅腹滿甘令人中滿是去术也附子之辛以補陽散壅

吐利止而身痛不休者當消息和解其外宜桂枝湯小和之吐利止裏和也身痛不休表未解也與桂枝湯小和之外

臺云裏和表病汗之則愈吐利汗出發熱惡寒四肢拘急手足厥
冷者四逆湯主之上吐下利裏虛汗出發熱惡寒表未解也四肢拘急手足厥冷陽虛
陰勝也與四逆湯助陽退陰既吐且利小便復利而大汗出下利
清穀內寒外熱脉微欲絕者四逆湯主之吐利亡津液則小便
當少小便復利而大汗出津液不禁陽氣大虛也脉微為亡陽若無外熱但內寒下利清穀為純陰此以
外熱為陽未絕猶可與四逆湯救之吐已下斷汗出而厥四肢拘急不
解脉微欲絕者通脉四逆加猪膽汁湯主之吐已下斷津液
內竭則不當汗出汗出者不當厥今汗出而厥四肢拘急不解脉微欲絕者陽氣大虛陰氣獨勝也若純
與陽藥恐陰為格拒或嘔或躁不得復入也與通脉四逆湯加猪膽汁膽苦入心而通脉膽寒補肝而和
陰引置湯藥不被格拒內經曰微者逆之甚者從之此之謂也吐利發汗脉平小煩者
以新虛不勝穀氣故也內經曰食入於陰長氣於陽新虛不勝穀氣是生小煩

辨陰陽易差後勞復病脉證并治第十四

傷寒陰陽易之爲病，其人身體重，少氣，少腹裏急，或引陰中拘攣，熱上衝胷，頭重不欲舉，眼中生花，膝脛拘急者，燒裩散主之。大病新差，血氣未復，餘熱未盡，強合陰陽得病者，名曰易。男子病新差未平復，而婦人與之交得病，名曰陽易；婦人新病差未平復，男子與之交得病，名曰陰易。以陰陽相感動，其餘毒相染著，如換易也。其人病身體重，少氣者，損動真氣也；少腹裏急，引陰中拘攣，膝脛拘急，陰氣極也；熱上衝胷，頭重不欲舉，眼中生花者，感動之毒，所易之氣，熏蒸於上也。與燒裩散以導陰氣。

燒裩散方

右取婦人中裩近隱處，剪燒灰，以水和服方寸匕，日三服。小便即利，陰頭微腫則愈。婦人病取男子裩當燒灰。

大病差後勞復者，枳實梔子湯主之。若有宿食者，加大黃如博碁子大五六枚。病有勞復，有食復。傷寒新差，血氣未平，餘熱未盡，早作勞動病者，名曰勞復。病熱少愈而強食之，熱有所藏，因其穀氣留搏，兩陽相合而病者，名曰食復。勞復則熱氣浮越，與枳實梔子豉湯以解之；食復則胃有宿積，加大黃以下之。

枳實梔子豉湯方

枳實叁枚，炙。味苦寒。　梔子拾肆枚，擘。味苦寒。　豉壹升，綿裹。味苦寒。

枳實梔子豉湯則應吐劑，此云覆令微似汗出者，以其熱聚於上，苦則吐之；熱散於表者，苦則發之。內經曰：火淫所勝，以苦發之。此之謂也。

右叁味，以清漿水柒升，空煮取肆升，內枳實、梔子，煑取貳升，下豉，更煑伍陸沸，去滓，溫分再服，覆令微似汗。

傷寒差已後更發熱者小柴胡湯主之脉浮者以汗解之脉沉實者以下解之（差後餘熱未盡更發熱者與小柴胡湯以和解之脉浮者熱在表也故以汗解沉者熱在裏也故以下解之）

大病差後從腰已下有水氣者牡蠣澤瀉散主之（大病差後脾胃氣虛不能制約腎水二溢下焦腰以下為腫也金匱要畧曰腰以下腫當利小便與牡蠣澤瀉散利小便而散水也）

牡蠣澤瀉散方

牡蠣（熬鹹平） 澤瀉（鹹寒） 括蔞根（苦寒） 蜀漆（辛平洗去腥） 葶藶（熬苦寒） 商陸根（熬辛酸鹹平） 海藻（鹹寒洗去鹹已上各等分）

（鹹味湧泄牡蠣澤瀉海藻之鹹以泄水氣內經曰濕淫於內平以苦佐以酸辛以苦泄之蜀漆葶藶括蔞商陸之酸辛與苦以導腫濕）

右柒味異擣下篩為散更入臼中治之白飲和服

方寸匕小便利止後服日叁

大病差後喜唾久不了了者胃上有寒當以丸藥温之宜理中丸汗後陽氣不足胃中虛寒不内津液故喜唾不了了與理中丸以温其胃

傷寒解後虛羸少氣氣逆欲吐者竹葉石膏湯主之傷寒解後津液不足而虛羸餘熱未盡熱則傷氣故少氣氣逆欲吐與竹葉石膏湯調胃散熱

竹葉石膏湯方

竹葉貳把辛平 石膏壹斤甘寒 半夏半升洗辛温

麥門冬壹升甘平去心 人參叁兩甘温 甘草貳兩甘平炙

粳米半升甘微寒

辛甘發散而除熱竹葉石膏甘草之甘辛以發散餘熱甘緩脾而益氣麥門冬人參粳米之甘以補不足辛者散也氣逆者欲其散半夏之辛以散氣逆

右柒味以水壹斗煮取陸升去滓内粳米煮米熟湯成去米温服壹升日叁服

病人脉已解而日暮微煩以病新差人強與穀脾胃氣尚弱不能消穀故令微煩損穀則愈（陽明王於申酉戌宿在胃故日暮微煩當小下之以損宿穀）

辨不可發汗病脉證并治第十五

夫以爲疾病至急倉卒尋按要者難得故重集諸可與不可方治比之三陰三陽篇中此易見也又時有不止是三陰三陽出在諸可與不可中也（諸不可汗不可下病證藥方前三陰三陽篇中經注已具者更不復出其餘無者於此已後經注備見）

脉濡而弱弱反在關濡反在巔微反在上濇反在下微則陽氣

不足澀則無血陽氣反微中風汗出而反躁煩澀則無血厥而且寒陽微發汗躁不得眠寸關為陽脉當浮盛弱反在關則裏氣不及濡反在巔則表氣不逮衛行脉外浮為在上以候衛微反在上是陽氣不足榮行脉中沉為在下以候榮澀反在下是無血也陽微不能固外腠理開踈風因客之故令汗出而躁煩無血則陰虛不與陽相順接故厥而且寒陽微無津液則不能作汗若發汗則必亡陽而躁經曰汗多亡陽遂虛惡風煩躁不得眠也

動氣在右不可發汗發汗則衄而渴心苦煩飲即吐水動氣者築築然氣動也在右者在臍之右也難經曰肺內證臍右有動氣按之牢若痛肺氣不治正氣內虛氣動於臍之右也發汗則動肺氣肺主氣開竅於鼻氣虛則不能衛血血溢妄行隨氣出於鼻為衄亡津液胃燥則煩渴而心苦煩肺惡寒飲冷則傷肺故飲即吐水

動氣在左不可發汗發汗則頭眩汗不止筋惕肉瞤難經曰肝內證臍之左有動氣按之牢若痛肝氣不治正氣內虛氣動於臍之左也肝為陰之主發汗汗不止則亡陽外虛故

頭眩筋惕肉瞤針經曰上虛則眩

動氣在上不可發汗發汗則氣上衝正在心端難經曰心內證臍上有動氣按之牢若痛心氣不治正氣內虛氣動於臍之上也心為陽發汗亡陽則愈損心氣腎乘心虛欲上凌心故氣上衝正在心端

動氣在下不可發汗發汗則無汗心中大煩骨節苦疼目運惡寒食則反吐穀不得前難經曰腎內證臍下有動氣按之牢若痛腎氣不治正氣內虛動氣發於臍之下也腎者主水發汗則無汗者水不足也心中大煩者腎虛不能制心火也骨節苦疼者腎主骨也目運者腎病則目䀮䀮如無所見惡寒者腎主寒也食則反吐穀不得前者腎水乾也王冰曰病嘔而吐食久反出是無水也

咽中閉塞不可發汗發汗則吐血氣欲絕手足厥冷欲得蜷臥不能自溫咽門者胃之系胃經不和則咽內不利發汗攻陽血隨發散而上必吐血也胃經不和而反攻表則陽虛於外故氣欲絕手足冷欲蜷而不能自溫

諸脉得數動微弱者不可發汗發汗則大便難

腹中乾胃燥而煩其形相象根本異源動數之脈爲熱在表微弱爲之脈爲熱在裏發汗亡津液則熱氣愈甚胃中乾燥故大便難腹中乾胃燥而煩煩根本雖有表裏之異逆治之後熱傳之則一是以病形相象也

脈濡而弱弱反在關濡反在巔弦反在上微反在下弦爲陽運微爲陰寒上實下虛意欲得溫微弦爲虛不可發汗發汗則寒慄不能自還弦在上則風傷氣風勝者陽爲之運動微在下則寒傷血血傷者裏爲之陰寒外氣怫鬱爲上実裏有陰寒爲下虛表熱裏虛意欲得溫若反發汗亡陽陰獨故寒慄不能自還

欬者則劇數吐涎沫咽中必乾小便不利心中飢煩晬時而發其形似瘧有寒無熱虛而寒慄欬而發汗蜷而苦滿腹中復堅肺寒氣逆欬者則劇吐涎沫亡津液咽中必乾小便不利膈中陽氣虛心中飢而煩一日一夜氣大會於肺邪上相擊晬時而發形如寒瘧但寒無熱虛而寒慄發汗攻陽則陽氣愈虛陰寒愈甚

故蹉而若蕭腹中復堅厥脉緊不可發汗發汗則聲亂咽嘶舌萎聲不得前厥而脉緊則少陰傷寒也法當温裏而反發汗則損少陰之氣少陰之脉入肺中循喉嚨挾舌本腎爲之本肺爲之標本虚則標弱故声乱咽嘶舌萎声不得前諸逆發汗病微者難差劇者言亂目眩者死命將難全不可發汗而強發之輕者因發汗而重重而難差重者脫其陰陽之氣言乱目眩而死難經曰脫陽者見鬼是此言乱也脫陰者目盲是此目眩也眩非玄而見玄是近於盲也欬而小便利若失小便者不可發汗汗出則四肢厥逆冷肺經虚冷上虚不能治下者欬而小便利或失小便上虚發汗則陽氣外亡四肢者諸陽之本陽虛則不与陰相接故四肢厥逆冷傷寒頭痛翕翕發熱形象中風常微汗出自嘔者下之益煩心中懊憹如飢發汗則致痓身強難以屈伸熏之則發黃不得小便久則發欬唾傷寒當无汗惡寒今頭痛發熱微汗出自嘔則

傷寒之邪傳而為熱欲行於裏若反下之邪熱乘虛流於胷中為虛煩心懊憹如飢若發汗則虛表熱歸經絡熱甚生風故身強直而成痓若熏之則火熱相合消爍津液故小便不利而發黄肺惡火久則火熱傷肺必發欬嗽而唾膿

辨可發汗脉證并治第十六

大法春夏宜發汗春夏陽氣在外邪氣亦在外故可發汗　凡發汗欲令手足俱周時出以漐漐然一時間許益佳不可令如水流漓若病不解當重發汗汗多必亡陽陽虛不得重發汗汗出緩緩出則表裏之邪悉去汗大出則邪氣不除但亡陽也陽虛為无津液故不可重發汗　凡服湯發汗中病便止不必盡劑汗多則亡陽　凡云可發汗無湯者丸散亦可用要以汗出為解然不如湯隨證良驗聖濟經曰湯液主治本乎腠理壅鬱除邪氣者於湯為宜金匱玉函曰水能淨

萬物故用湯也夫病脉浮大問病者言但便鞕爾設利者為大逆鞕為實汗出而解何以故脉浮當以汗解經曰脉浮大應發汗醫反下之為大逆便鞕難雖為裏实亦當先解其外若行利藥是為大逆結胸雖急脉浮大猶不可下下之即死况此便難乎經曰本發汗而復下之此為逆若先發汗治不為逆下利後身疼痛清便自調者急當救表宜桂枝湯發汗外臺云裏和表病汗之則愈

辨發汗後病脉證并治第十七

發汗多亡陽讝語者不可下與柴胡桂枝湯和其榮衛以通津液後自愈胃為水穀之海津液之主發汗多亡津液胃中燥必發讝語此非实熱則不可下与柴胡桂枝湯和其榮衛通行津液津液生則胃潤讝語自止

此一卷第十七篇凡三十一證前有詳說辨不可吐第十八

合四證已具太陽篇中

辨可吐第十九

大法春宜吐春時陽氣在上邪氣亦在上故宜吐凡用吐湯中病即止不必盡劑也要在適當不欲過也病胷上諸實胷中鬱鬱二而痛不能食欲使人按之而反有涎唾下利日十餘行其脉反遲寸口脉微滑此可吐之吐之利則止胷上諸實或痰實或熱鬱或寒結胷中鬱鬱而痛不能食欲使人按之反有涎唾者邪在下按之氣下而无涎唾此按之反有涎唾者知邪在胷中經曰下利脉遲而滑者內實也今下利日十餘行其脉反遲寸口脉微滑是上實也故可吐之玉函曰上盛不已吐而奪之宿食在上脘者當吐之宿食在中下脘者則宜下宿食在上脘則當吐內經曰其高者因而越之其下者引而竭之病人手足厥冷脉乍結以客氣在胷中心下滿而煩欲食不能

食者病在胷中當吐之此与第六卷厥陰門瓜蔕散證同彼云脉乍緊此云脉乍結惟此有異緊爲内實乍緊則實未深是邪在胷中結爲結實乍結則結未深是邪在胷中所以證治俱同也

釋音

拒音巨抑也 函音含又音咸書函 䀮音荒目不明也 脘音管胃府也

竭渠孽切尽也 蔕音帝瓜當也

傷寒論注解卷第七之八

傷寒論注解卷第九

仲景述　王叔和撰次　成無已注解

辨不可下病脉證并治第二十

脉濡而弱弱反在關濡反在巔微反在上濇反在下微則陽氣不足濇則無血陽氣反微中風汗出而反躁煩濇則無血厥而且寒陽微不可下下之則心下痞鞕（陽微下之陽氣已虚陰氣內甚故心下痞鞕）

動氣在右不可下下之則津液內竭咽燥鼻乾頭眩心悸也（動氣在右肺之動也下之傷胃動肺津液內竭咽燥鼻乾者肺屬金主燥也頭眩心悸者肺主氣而虚也）

動氣在左不可下下之則腹內拘急食不下動氣更劇雖有身熱臥則欲踡（動氣在左肝之動也下之損脾而肝氣益勝復行於脾故腹內拘急食不下動氣更劇也）

雖有身热以裏氣不足故卧則欲踡動氣在上不可下下之則掌握熱煩身上浮冷熱汗自泄欲得水自灌動氣在上心之動也下之則傷胃內動心氣心爲火主熱針經曰心所生病者掌中熱肝爲藏中之陰病則雖有身熱則欲踡作表熱裏寒也心爲藏中之陽病則身上浮冷热汗自泄欲得水自灌作表寒裏熱也二藏陰陽寒热明可見焉

動氣在下不可下下之則腹脹蒲卒起頭眩食則下清穀心下痞也動氣在下腎之動也下之則傷脾腎氣則動腎寒乘脾故有腹蒲頭眩下清穀心下痞之諸也

咽中閉塞不可下下之則上輕下重水漿不下卧則欲踡身急痛下利日數十行咽中閉塞胃已不和也下之則閉塞之邪爲上輕復傷胃氣爲下重至水漿不下卧則欲踡身急痛下利日數十行知虚寒也

諸外實者不可下下之則發微熱亡脉厥者當臍握熱外實者表熱也汗之則愈下之爲逆下後裏虛表热內陷故發微热厥深者热亦深亡脉厥者則陽

氣深陷客於下焦故當臍握㧖諸虛者不可下二之則大渴求水者易愈惡水者劇金匱玉函曰虛者十補勿一瀉之虛家下之為重虛內竭津液故令大渴求水者陽氣未竭而猶可愈惡水者陽氣已竭則難可制脉濡而弱二反在關濡反在巔弦反在上微反在下弦為陽運微為陰寒上實下虛意欲得溫微弦為虛二者不可下也虛家下之是為重虛難經曰實二虛二損不足益有餘此者是中工所害也微則為欬二則吐涎下之則欬止而利因不休利不休則胷中如蟲齧粥入則出小便不利兩脇拘急喘息為難頸背相引臂則不仁極寒反汗出身冷若氷眼睛不慧語言不休而穀氣多入此為除中口雖欲言舌不得前內經曰感於寒則受病微則為欬甚則為泄為痛肺感微寒為欬則脉亦微也下之氣下欬雖止而利因不休利不休則

奪正氣而成危惡胃中如蟲齧粥入則出小便不利
兩脇拘急喘息為難者裏氣損也頸背相引臂為不
仁極寒反汗出身冷如氷者表氣損也表裏損極至
陰陽俱脫眼睛不慧語言不休難經曰脫陽者見鬼
脫陰者目盲陰陽脫者應不能入食而穀多入者此為
除中是胃氣除去也口雖欲言舌不得前氣已衰脫
不能運也脉濡而弱二反在關濡反在巔浮反在上數反
在下浮為陽虛數為無血浮為虛數為熱浮為虛自
汗出而惡寒數為痛振寒而慄微弱在關胷下為急
喘汗而不得呼吸呼吸之中痛在於脇振寒相搏形
如瘧狀醫反下之故令脉數發熱狂走見鬼心下為
痞小便淋瀝小腹甚硬小便則尿血也弱在關則陰氣內弱濡在
巔則陽氣外弱浮為虛浮在上則衛不足也故云陽
虛陽虛不固故腠理汗出惡寒數亦為虛數在下則
榮不及故云亡血亡血則不能溫潤灌溉脉數而痛
振而寒慄微弱在關邪氣傳裏也裏虛遇邪胷下為

急喘而汗出脇下引痛振寒如瘧此裏邪未實表邪未解醫反下之裏氣益虛邪熱内陷故脉數發熱狂走見鬼心下爲痞此熱陷於中焦者也若熱氣深陷則客於下焦使小便淋漓小腹甚鞕小便尿血也

脉濡而緊濡則胃氣微緊則榮中寒陽微衛中風發熱而惡寒榮緊胃氣冷微嘔心内煩醫爲有大熱解肌而發汗亡陽虚煩躁心下苦痞堅表裏俱虛竭卒起而頭眩客熱在皮膚悵怏不得眠不知胃氣冷緊寒在關元技巧無所施汲水灌其身客熱應時罷慄慄而振寒重被而覆之汗出而冒巔體惕而又振小便爲微難寒氣因水發清穀不容間嘔變反腸出顛倒不得安手足爲微逆身冷而内煩遲欲從後救安可復追還胃冷榮寒陽微中風發熱惡寒微嘔心煩醫不溫胃反爲有熱解肌發汗則表虛亡

陽煩躁心下痞堅先裏不足發汗又虛其表表裏俱
虛竭卒起頭眩客熱在表悵怏不得眠醫不救裏但
責表熱汲水灌洗以卻熱客熱易罷裏寒益增慄而
振寒復以重被覆之表虛遂汗出愈使陽氣虛也巔
頂也顛冒而体振寒小便難者亡陽也寒因水發下
為清谷上為嘔吐外有厥逆內為躁煩顛倒不安雖
欲拯救不可得也本草
曰病勢已過命將難全脉浮而大浮為氣實大為血
虛血虛為無陰孤陽獨下陰部者小便當赤而難胞
中當虛今反小便利而大汗出法應衛家當微今反
更實津液四射榮竭血盡乾煩而不得眠血薄肉消
而成暴液醫復以毒藥攻其胃此為重虛客陽去有
期必下如汚泥而死衛為陽榮為陰衛氣強實陰血
虛弱陽乘陰虛下至陰部陰部
下焦也陽為熱則消津液當小便赤而難今反小便
利而大汗出者陰氣內弱也經曰陰弱者汗自出是
以衛家不微而反更實榮竭血盡乾煩而不眠血薄
則肉消而成暴液者津液四射也醫反下之又虛其

裏是爲重虛孤陽因下而又脫去氣血皆竭胃氣內盡必下如汚泥而死也脉數者久數不止止則邪結正氣不能復正氣却結於藏故邪氣浮之與皮毛相得脉數者不可下下之則必煩利不止數爲熱止則邪氣結於經絡之間正氣不得復行於表則却結於藏邪氣獨浮於皮毛下之虛其裏邪熱乘虛而入裏虛叶熱必煩利不止脉浮大應發汗醫反下之此爲大逆浮大爲表故不可下病欲吐者不可下嘔多雖有陽明證不可攻之爲邪猶在胃中也太陽病外證未解不可下下之爲逆表未解者雖有裏證亦不可下當先解外爲順若反下之則爲逆也經曰本發汗而復下之此爲逆也若先發汗治不爲逆夫病陽多者熱下之則鞕陽熱證多則津液少下之雖除熱復損津液必便難也或謂陽多者表熱也下之則心下鞕無陽陰強大便鞕者下之則必清穀腹滿無陽者亡津液也陰強者寒多也大便鞕則爲陰結下之虛胃陰寒

内甚必清谷腹蒲傷寒發熱頭痛微汗出發汗則不識人熏之則喘不得小便心腹滿下之則短氣小便難頭痛背強加温針則衄傷寒則无汗發热頭痛微汗出者寒邪変熱欲傳於裏也發汗則亡陽增熱故不識人若以火熏之則火熱傷氣内消津液結為裏實故喘不得小便心腹蒲若反下之則内虚津液邪欲入裏外動經絡故短氣小便難頭痛背強若加温針益陽增熱必動其血而為衄也傷寒厥陰陽俱緊惡寒發熱則脉欲厥二者脉初來大漸二小更來漸二大是其候也如此者惡寒甚者翕翕汗出喉中痛熱多者目赤脉多睛不慧醫復發之咽中則傷若復下之則兩目閉寒多者便清穀熱多者便膿血若熏之則身發黄若熨之則咽燥若小便利者可救之小便難者為危殆脉陰陽俱緊則清邪中上濁邪中下太陽

少陰俱感邪也惡寒者少陰發熱者太陽脈欲厥者表邪欲傳裏也嘿惡寒甚者則變熱翕翕汗出喉中痛以少陰之脈循喉嚨故也熱多者太陽多也目赤脈多者睛不慧以太陽之脈起於目故也發汗攻陽則少陰之熱因發而上行故咽中傷若復下之則太陽之邪因虛而内陷故兩目閉陰邪下行爲寒多便清穀陽邪下行爲熱多必便膿血熏之則火熱甚身必發黃熨之則火熱輕必爲咽燥小便利者爲津液未竭猶可救之小便難者津液已絕則難可制而危殆矣傷寒發熱口中勃勃氣出頭痛目黃衄不可制貪水者必嘔惡水者厥若下之咽中生瘡假令手足溫者必下重便膿血頭痛目黃者若下之則兩目閉貪水者脈必厥其聲嚶咽喉塞若發汗則戰慄陰陽俱虛惡水者若下之則裏冷不嗜食大便完穀出若發汗則口中傷舌上白胎煩躁脈數實不大便六七日後必便血若發汗則小便自

利也傷寒發熱寒變熱也口中勃二氣出熱客上膈也頭痛目黄衄不可制者熱烝於上也千金方曰无陽即厥无陰即嘔貪水者必嘔則陰虛也惡水者厥則陽虛也發熱口中勃二氣出者咽中已熱也若下之亡津液則咽中生瘡熱因裏虛而下若熱氣內結則手足必厥設手足温者熱氣不結而下行作協熱利下重便膿血也頭痛目黄者下之熱氣內伏則目闔必下貪水為陰虛下之又虛其裏陽氣內陷故脉厥聲嚶咽喉閉塞陰虛發汗又虛其陽使陰陽俱虛而戰慄也惡水為陽虛下之又虛胃氣虛寒內甚故裏冷不嗜食陽虛發汗則上焦虛燥故口中傷爛舌上白胎而煩躁也經曰脉數不解合熱則消穀喜飢至六七日不大便者此有瘀血此脉數實不大便六七日熱畜血於內也七日之後邪熱漸解迫血下行必便血也便血發汗陰陽俱虛故小便利

下利脉大者虛也以其強下之故也

設脉浮革因爾腸鳴者屬當歸四逆湯主之脉大為虛以未應下而下之利因不休也浮者按之不足也革者实大而長微弦也浮為虛革為寒二虛相搏則腸鳴与當歸四逆湯補虛散寒

辨可下病脉證并治第二十一

大法秋宜下秋時陽氣下行則邪亦在下故宜下凡服下藥用湯勝丸中病即止不必盡劑也湯之爲言蕩也滌蕩腸胃溉灌藏腑推陳燥結却熱下寒破散邪疫理導潤澤枯槁悅人皮膚益人血氣水能淨万物故勝丸散中病即止者如承氣湯證云若一服利則止後服又日若一服讝語止更莫復服是不尽劑也

下利三部脉皆平按之心下鞕者急下之宜大承氣湯下利者脉當微厥今反和者此爲內實也下利三部脉平皆已爲實而久按之心下鞕故則邪甚也故宜大承氣湯下之

下利脉遲而滑者內實也利未欲止當下之宜大承氣湯經曰脉遲者食乾物得之金匱要畧曰滑則穀氣實下利脉遲而滑者胃有宿食也脾胃傷食不消水穀是致下利者爲內實若但以溫中厚腸之藥利必未止可与大承氣湯下去宿食利自止矣

問曰人病有宿食何以別之師曰寸口脉浮而大按之反濇尺中亦

微而澁故知有宿食當下之宜大承氣湯寸以候外尺以候內浮以候表沉以候裏寸口脉浮大者氣实血虛也按之反澁尺中亦微而澁者胃有宿食裏氣不和也与大承氣湯以下宿食

下利不欲食者以有宿食故也當宜下之与大承氣湯傷食則惡食故不欲食如傷風惡風傷寒惡寒之類也

下利差後至其年月日復發者以病不盡故也當下之宜大承氣湯乘春則肝先受之乘夏則心先受之乘至陰則脾先受之乘秋則肺先受之假令春時受病氣必傷肝治之難愈邪有不盡者至春時元受月日內外相感邪必復動而病也下利為腸胃疾宿積不盡故當下去之

下利脉反滑當有所去下之乃愈宜大承氣湯脉經曰脉滑者為宿食也下利脉滑則内有宿食故云當有所去与大承氣湯以下宿食

病腹中滿痛者此為實也當下之宜大承氣湯金匱要畧曰病者腹滿按之不痛為虛痛為实可下之腹中滿痛者裏氣壅实也故可下之

傷寒後脉沉沉

者内實也下解之宜大柴胡湯傷寒後爲表已解脉沉爲裏未和与大柴胡湯以下内實經曰傷寒差以後更發熱脉沉實者以下解之脉雙弦而遲者必心下鞕脉大而緊者陽中有陰也可以下之宜大承氣湯金匱要畧曰脉双弦者寒也經曰遲爲在藏脉双弦而遲者陰中伏陽也必心下鞕大則爲陽緊則爲寒脉大而緊者陽中伏陰也与大承氣湯以分陰陽

釋音

齧魚結切噬也　盥音貫澡手也　悵快上丑亮切望恨也下於亮切不服也　嚶於耕切鳥鳴也　漑灌上居代切下音貫注也

傷寒論註解卷第九終了

傷寒論註解卷第十

仲景述　王叔和撰次　成無已註解

辨發汗吐下後病脉證并治第二十二

此第十卷第二十二篇凡四十八證前三陰三陽篇中悉具載之

傷寒論注解卷第十

卷内音釋上卷已有

此巳下諸方於隨卷本證下雖已有緣止以加減言之未甚明白似於覽者檢閱未便今復校勘備列于後

桂枝加葛根湯方

葛根四兩　芍藥二兩　甘草二兩

生薑三兩切　大棗十二枚擘　桂枝二兩去皮

右柒味以水壹斗先煮麻黄葛根減二升去上沫内諸藥煮取三升去滓温服一升覆取微似汗不須啜粥餘如桂枝湯法

桂枝加厚朴杏子湯方　於桂枝湯方内加厚朴二兩杏人五十个去皮尖餘依前法

桂枝加附子湯方　於桂枝湯方内加附子一枚炮去皮破八片餘依前法朮附湯方附於此方内去桂枝加白朮四兩依前法

桂枝去芍藥湯方　於桂枝湯方内去芍藥餘依前法

桂枝去芍藥加附子湯方　於桂枝湯方内去芍藥加附子一枚炮去皮破八片

餘依前法

桂枝麻黄各半湯方

桂枝一兩十六銖去皮　芍藥　生薑切

甘草炙　麻黄各一兩去節　大棗四枚擘

杏仁二十四个湯浸去皮尖及兩人者

右七味以水伍升先煑麻黄一二沸去上沫内諸藥煑取一升八合去滓温服六合

桂枝二麻黄一湯方

桂枝一兩十七銖去皮　芍藥一兩六銖　麻黄十六銖去節

生薑一兩六銖切　杏仁十六个去皮尖　甘草一兩二銖炙

大棗五枚擘

右柒味，以水伍升，先煑麻黄一二沸，去上沫，内諸藥，煑取二升，去滓，温服一升，日再。

白虎加人參湯方　於白虎湯内加人參三兩，餘依白虎湯法。

桂枝去桂加茯苓白术湯方　於桂枝湯内去桂枝，加茯苓、白术各三兩，餘依前法煎服，小便利則愈。

已上玖方，病證並在第二卷内。

葛根加半夏湯方　於葛根湯方内加入半夏半升，餘依葛根湯法。

桂枝加芍藥生薑人參新加湯方　於第二卷桂枝湯方内更加芍藥、生薑各壹兩，人參三兩，餘依桂枝湯法服。

梔子甘草豉湯方　梔子豉湯方内加入甘草二兩，餘依前法，得吐，止後服。

梔子生薑豉湯方　梔子豉湯方内加生薑五兩，餘依前法，得吐，止後服。

柴胡加芒消湯方小柴胡湯內加芒消陸兩餘依前法服不解更服

桂枝加桂湯方第二卷桂枝湯方內更加桂二兩共伍兩餘依前法

已上陸方病證並在第三卷內

柴胡桂枝湯方

桂枝去皮　黃芩　人參各一兩半

甘草一兩炙　半夏二合半　芍藥一兩半

大棗六枚擘　生薑一兩半切　柴胡四兩

右玖味以水柒升煑取三升去滓溫服

附子瀉心湯方

大黃二兩　黃連　黃芩各一兩

附子一枚炮去皮破別煑取汁

右肆味切叁味以麻沸湯貳升漬之須臾絞去滓

内附子汁分温再服

生薑瀉心湯方

生薑四兩切　甘草三兩炙　人參三兩

乾薑一兩　黄芩三兩　半夏半升洗

黄連一兩　大棗十二枚擘

右捌味以水壹斗煑取陸升去滓再煎取叁升温

服壹升日叁服

甘草瀉心湯方

甘草四兩　黄芩三兩　乾薑三兩

半夏半升洗　大棗十二枚擘　黄連一兩

右陸味以水壹斗煑取陸升去滓再煎取叁升温服壹升日叁服

黄芩加半夏生薑湯方於黄芩湯方内加半夏半升生薑壹两半餘依黄芩湯法服

已上伍方病證並在第四卷内

桂枝加大黄湯方

桂枝三两去皮　大黄一两　芍藥六两
生薑三两切　甘草二两炙　大棗十二枚擘

右陸味以水柒升煑取叁升去滓温服壹升日叁服

桂枝加芍藥湯方於第二卷桂枝湯方内更加芍藥三两通前共六两餘依桂枝湯法

四逆加吳茱萸生薑湯方

當歸三兩　芍藥三兩　甘草貳兩炙

通草二兩　桂枝三兩去皮　細辛三兩

生薑半斤切　吳茱萸二升　大棗二十五枚擘

右玖味以水陸升清酒陸升和煑取伍升去滓溫分伍服一方水酒各四升

已上叁方病證並在第六卷內

四逆加人參湯方於四逆湯方內加人參一兩餘依四逆湯法服

四逆加猪膽汁湯方於四逆湯內加入猪膽汁半合餘依前法服如無猪膽以羊膽代之

已上貳方病證並在第七卷內

右第十卷

傷寒明理論　方論

傷寒明理論

六冊

宋本

傷寒明理論二卷

宋本二冊

傷寒明理論前序

余常思歷代名醫回骸起死祛邪愈疾非曰生而知之必也祖述前聖之經才高識妙探微賾隱研究義理得其旨趣故無施而不可且百病之急無急於傷寒或死或愈止於六七日之間十日以上故漢張長沙感往昔之淪喪傷橫夭之莫救撰爲傷寒論一十卷三百九十七法一百一十二方爲醫門之規繩治病之宗本然自漢逮今千有餘年唯王叔和得其旨趣後人皆不得其門而入是以其間少於注釋闕於講義我

宋已來名醫間有著述者如龐安常作卒病論朱肱作活人書韓祇和作微旨王寔作證治雖皆互有闡明之義然而未能盡張長沙之深意聊攝成公家世儒醫性識明敏記問該博譔述傷寒義皆前人未經道者指在定體分形析證若同而異者明之似是而非者辨之釋戰慄有內外之診論煩躁有陰陽之別讝語鄭聲令虛實之灼見四逆與厥使淺深之類明始於發熱終於勞復凡五十篇目之曰明理論所謂真得長沙公之旨趣者也使習醫之流讀其論而知其理識其證而別其病胷次了然而無惑顧不博哉

余家醫業五十載究旨窮經自幼迄老凢古今醫書無不涉獵觀此書義理燦然不能默默因叙其略歲在壬戌八月望日錦屏山嚴器之

傷寒明理論目録

聊攝成無巳撰

第一卷

心下滿　腹滿

少腹滿　煩熱

第二卷

虛煩　躁煩

懊憹　舌上白胎

衄　噦

咳　喘

嘔吐　悸

渴　振

戰慄　四逆

傷寒明理論目録終

傷寒明理論第一

聊攝成無已

發熱第一

傷寒發熱何以明之發熱者謂怫怫然發於皮膚之間熇熇然散而成熱者是也與其潮熱若同而異與其煩躁相類而非煩躁者在內者也潮熱之熱有時而熱不失其時寒熱之熱寒已而熱相繼而發至於發熱則無時而發也有謂翕翕發熱者有謂蒸蒸發熱者此則輕重不同表裏之區别爾所謂翕翕發熱者謂若合羽所覆明其熱在外也故與桂枝湯發汗

以散之所謂蒸蒸發熱者謂若薰蒸之蒸明其熱在内也故與調胃承氣湯攻下以滌之其發熱屬表者即風寒客於皮膚陽氣怫鬱所致也其發熱屬裏者即陽氣下陷入陰中所致觀其熱所從來而汗下之證明其辨焉若熱先自皮膚而發者知邪氣之在外也若熱先自裏生而發達於表者知邪氣之在裏也舉斯二者爲邪氣在表在裏而發熱也惟其在表在裏俱有發熱故邪在半表半裏者亦有發熱之證何者以表證未罷邪氣傳裏裏未作實是爲半表半裏其發熱者或始自皮膚而漸傳裏熱或始自内而熱

也而外連於表蓋邪氣在表發熱者則表熱裏不熱也邪氣在裏發熱者則裏熱甚而達於表也其在半表半裏發熱者則表裏俱發熱而但熱又輕於純在表者也經雖云發熱惡寒者發於陽也無熱惡寒者發於陰也然少陰病始得之亦有反發熱者蓋亦屬其表也特與麻黄細辛附子湯發汗者是也發熱爲傷寒之常也一或陰陽俱虛與其下利新汗後又皆惡其發熱也經云脉陰陽俱虛熱不止者死下利發熱亦死內經云汗出輙復熱而脉躁疾不爲汗衰狂言不能食此名陰陽交交者死也斯亦發熱也詎可

與常常發熱一槩而論耶醫者更當明辨之

惡寒第二

傷寒惡寒何以明之惡寒者風寒客於榮衛之中也惟其風寒客於榮衛則洒淅然惡寒也惟其榮衛之受風寒則嗇嗇然不欲舒也其惡寒者非寒熱之寒也又非惡風也且惡風者見風至則惡矣得以居密室之内幃帳之中則坦然自舒也至於惡寒者則不待風而寒雖身大熱而不欲去衣者是也寒熱之熱謂寒熱更作熱至則寒無矣其惡寒雖發熱而不欲去衣也甚則至於向火被覆而猶不能遏其寒也所

以然者由陰氣上入陽中或陽微或風虛相搏之所致也惡寒一切屬表雖裏證悉具而微惡寒者亦是表未解也猶當先解其外俟不惡寒爲外解乃可攻裏也經曰發熱而惡寒者發於陽也無熱而惡寒者發於陰也謂如傷寒或已發熱或未發熱必惡寒者謂繼之以發熱此則發於陽也若惡寒而蜷脉沉細而緊者此則發於陰也在陽者可發汗在陰者可温裏惡寒雖悉屬表而在表者亦有虛實之别若汗出而惡寒者則爲表虛無汗而惡寒者則爲表實表虛可解肌表實可發汗又有止稱背惡寒者背者胷中

之府諸陽受氣於胷中而轉行於背内經曰人身之陰陽者背爲陽腹爲陰陽氣不足陰寒氣盛則背爲之惡寒若風寒在表而惡寒者則一身盡寒矣但背惡寒者陰寒氣盛可知也經曰所謂少陰病一二日口中和而背惡寒者當灸之處以附子湯若是矣又或乘陰氣不足陽氣内陷入陰中表陽新虛有背微惡寒者經所謂傷寒無大熱口燥渴心煩背微惡寒者白虎加人參湯主之者是也二者一爲陰寒氣盛一爲陽氣内陷又以明之也且陰寒爲病則不能消耗津液故於少陰病則曰口中和及陽氣内陷則熱

爍津液爲乾故於太陽病則口燥舌乾而渴也二者均見背惡寒要辨陰陽寒熱不同者亦於口中潤燥可知

惡風第三

傷寒惡風何以明之黃帝鍼經曰衛氣者所以溫分肉充皮膚肥腠理司開闔者也風邪中於衛也則必惡風何者以風則傷衛寒則傷榮爲風邪所中於分肉不溫而熱矣皮毛不充而緩矣腠理失其[redacted]則踈而不密開闔失其司則泄而不固是以惡風也是惡風惡寒二者均爲表證其惡風則比之惡寒而輕也

惡寒者嗇嗇然增寒也雖不當風而自然寒矣惡風
者謂常居密室之中幃帳之内則舒緩而無所畏也
一或用扇一或當風淅淅然而惡者此爲惡風者也
惡寒則有屬於陽者有屬於陰者及其惡風者悉屬
於陽非若惡寒之有陰陽也三陰之證並無惡風蓋以
此也惡風雖悉在表而發散又自不同若無汗而惡
風者則爲傷寒也當發其汗若汗出而惡風者則爲
中風也當以解其肌裏證雖具而惡風未罷者皆當
先解其外也又有發汗多亡陽與其風濕皆有惡風
之證蓋以發汗多漏不止則亡陽外不固是以惡風

也必以桂枝加附子湯溫其經而固其衛風濕相搏骨節疼煩濕勝自汗而皮腠不密是以惡風也必以甘草附子湯散其濕而實其衛由是觀之惡風屬乎衛者可知矣

寒熱第四

傷寒寒熱何以明之寒熱者謂往來寒熱也經曰邪正分爭往來寒熱者言邪氣之入也而正氣不爲之爭則但熱而無寒也但乃熱而寒者惟其正氣與邪氣分爭於是寒熱作矣爭則氣鬱不發於外而寒熱爭焉爭甚則憤然而熱故寒已而熱作焉兹乃寒熱

之理也或以謂寒熱者陰陽爭勝也陽勝則熱陰勝則寒此陰陽之爭也何則蓋以寒爲陰而熱爲陽裏爲陰表爲陽邪之客於表爲寒邪與陽相爭則爲寒矣邪之入於裏者爲熱邪與陰爭則爲熱矣其邪氣在半表半裏外與陽爭而爲寒内與陰爭而爲熱矣表裏之不拘内外之不定或出或入由是而寒熱且往且來也是以往來寒熱屬半表半裏之證邪居表多則多寒邪居裏多則多熱邪氣半在表半在裏則寒熱亦半矣審其寒熱多少見其邪氣淺深矣小柴胡湯專主往來寒熱而又立成諸加減法亦爲邪氣

在半表半裏未有定處往來不常又寒熱如瘧與夫發熱惡寒皆似而非也然寒熱如瘧者作止有時者也及往來寒熱則作止無時或往或來日有至於三五發者甚者十數發與其瘧狀有以異也至於發熱惡寒者為發熱時惡寒並不見惡寒時熱不見也不若此熱已而寒寒已而熱者雖然應往來寒熱屬半表半裏而當和解之而又有病至十餘日而結熱在裏復往來寒熱者亦可與大柴胡湯下之不可不知也

潮熱第五

潮熱者謂

傷寒潮熱何以明之若潮水之潮其來不失其時也一日一發指時而發者謂之潮熱若日三五發者即是發熱非是潮熱也潮熱屬陽明必於日晡時發者乃爲潮熱陽明者胃屬土應時而王於四季應日則發於未申經曰陽明居土也萬物所歸無所復傳蓋邪氣入胃謂之入府府之爲言聚也若府庫之府焉邪氣入於胃而不復傳邪氣鬱而爲實熱隨王而潮是以日晡所發潮熱者屬陽明也惟其屬陽明故潮熱爲可下之證經曰潮熱者實也又曰潮熱者此外欲解也可攻其裏焉又曰其熱不潮未可與承氣湯

即此觀之潮熱屬於胃者昭然可見焉雖然潮熱爲裏實可下之證一或脉浮而緊與其潮熱而利或小便難大便溏者皆熱未全入府猶帶表邪當和解其外外解已而小便利大便鞕者乃可攻之或謂潮熱有屬太陽少陽者乎少陽王於寅卯太陽王於巳午若熱於此時發者爲邪未入胃豈得謂之潮熱必待日晡所發者乃謂之潮熱見其邪在胃也遇疾值病詳而驗之始見得眞也

自汗第六

傷寒自汗何以明之自汗者謂不因發散而自然汗

出者是也内經曰陽氣衛外而爲固也衛爲陽言衛護皮膚肥實腠理禁固津液不得妄泄汗者干之而出邪氣干於衛氣氣不能衛固於外則皮膚爲之緩腠理爲之疎由是而津液妄泄濈濈然潤漐漐然出謂之自汗也如發熱自汗出而不愈此衛氣不和風邪干於衛也太陽中暍汗出惡寒身熱而渴者暑邪干於衛也多汗出而濡此其風濕甚者濕邪干於衛者也是知衛氣固護津液不令妄泄必爲邪氣干之而出也風寒暑濕之毒爲四時之氣中人則爲傷寒風與暑濕爲邪皆令自汗惟寒邪傷人獨不汗出寒傷

榮而不傷衛衛無邪氣所干則皮膚得以密津液得以固是以汗不出也及其寒漸入裏傳而爲熱則亦使自汗出也蓋熱則榮衛通膚理開而汗泄矣然自汗之證又有表裏之别焉虚實之異焉若汗出惡風及微惡寒者皆表未解也必待發散而後愈至於漏不止而惡風及發汗後惡寒者又皆表之虚也必待温經而後愈諸如此皆邪氣在表也若汗出不惡寒者此爲表解而裏未和也經曰陽明發熱汗出此爲熱越又曰陽明病發熱汗多者急下之又非若邪氣在表而汗出之可緩也傷寒自汗之證爲常也設或

汗出髮潤與其出之如油或大如貫珠著身出而不
流皆爲不治之證也必手足俱周遍身悉潤漐漐然
一時間許煩熱已而身凉和乃爲佳矣此則陰陽氣
和水升火降榮衛通流邪氣出而解者也内經曰陽
之汗與天地雨名之此之謂也

盗汗第七

傷寒盗汗何以明之盗汗者爲睡而汗出者也自汗
則不以睡與不睡自然而出也及盗汗者不睡而不
能汗出方其睡也凑凑然出焉覺則止而不復出矣
雜病盗汗者責其陽虚也傷寒盗汗者非若雜病之

虛是由邪氣在半表半裏使然也何者若邪氣一切在表干於衛則自然汗出也此則邪氣侵行於裏外連於表邪及睡則衛氣行於裏乘表中陽氣不緻津液得泄故但睡而汗出覺則氣散於表而汗止矣經曰微盜汗出反惡寒者表未解也又陽明病當作裏實而脉浮者云必盜汗是猶有表邪故也又三陽合病目合自汗是知盜汗爲邪氣在半表半裏之間明矣且自汗有爲之虛者有爲之實者其於盜汗之證非若自汗有實者悉當和表而已不可不知也

頭汗第八

傷寒頭汗何以明之頭汗者諸陽之會也邪搏諸陽津液上湊則汗見於頭也邪熱內畜蒸發腠理遍身汗出者謂之熱越若身無汗則熱不得越熱蒸於陽故但汗出也何者以三陰之經皆上至頸胷中而還不循於頭獨諸陽脉上循於頭爾經曰但頭汗出身無汗劑頸而還小便不利渴引水漿此爲瘀熱在裏身必發黄爲熱不得越而上達者也又熱入血室與其虚煩或陽明被火及水結胸皆但頭汗出也但是熱鬱於內而不得越者也此數者或吐或下皆欲除其熱也或謂頭汗之證悉屬陽明而爲裏熱也而有不

屬陽明屬表者乎且邪但在表者則無頭汗之證必也寒濕相搏與邪氣半在表半在裏者乃有頭汗也傷寒五六日已發汗而復下之胸脇滿微結小便不利渴而不嘔但頭汗出往來寒熱心煩及傷寒五六日頭汗出微惡寒手足冷心下滿口不欲食大便鞕脉細者皆邪氣半在表半在裏令頭汗出也濕家但頭汗出欲得被覆向火者寒濕相搏令頭汗出也茲數者皆邪氣所干令頭額自然汗出又不謂之逆其小便不利則惡見頭汗出也濕家下後亦惡見頭汗出也茲二者乃爲頭汗之逆者也何以小便不利而

成關格若頭汗出陽脫也經云關格不通不得尿頭無汗者生有汗者死濕下後若額上汗出而微喘者亦陽脫也經云濕家下之額上汗出小便不利者死下利不止者亦死脉經曰陽氣上出汗見於頭者蓋陽脫也則知可治而治知其不可治而不治皆得十全之工者在於明辨而審的也

手足汗第九

傷寒手足汗出何以明之四肢者諸陽之本而胃主四肢手足汗出者陽明之證也陽經邪熱傳併陽明則手足爲之汗出陽明爲津液之主病則自汗出其

有自汗出者有但頭汗出者有手足汗出者悉屬陽明也何使之然也若一身自汗出者謂之熱越是熱外達者也但頭汗出者是熱不得越而熱氣上達者也及手足汗出者爲熱聚於胃是津液之傍達也經曰手足濈然汗出者此大便必鞕也手足漐漐汗出大便難而讝語者下之則愈由此觀之手足汗出爲熱聚於胃可知矣或謂熱聚於胃而手足爲之汗出其寒聚於胃而有手足汗出者乎經曰陽明中寒者不能食小便不利手足濈然汗出此欲作痼瘕即是中寒者也且熱聚於胃爲可下之證其寒聚於胃爲

不可下又何以明之要明於此二者必曰大便初鞕後溏於胃中冷水穀不別故也是以不可下者也若大便難讝語者爲陽明證具則是可下之證臨病之際宜須兩審

無汗第十

傷寒無汗何以明之腠理者津液湊泄之所爲腠文理縫會之中爲理津液爲風暑濕氣所干外湊皮腠者則爲自汗出若寒邪中經腠理緻密津液内滲則無汗無汗之由又有數種如傷寒在表及邪行於腠理或水飲内蓄與亡陽久虚皆令無汗其傷寒無汗

則腠理緻密也風中於衛則腠理開而自汗寒中於榮則無汗謂腠理閉也經所謂太陽病惡風無汗而喘及脉浮緊無汗發熱及不出汗而煩躁陽明病反無汗而小便利二三日嘔而欬手足厥苦頭痛鼻乾不得汗脉浮無汗而喘與其剛痓無汗是數者皆寒邪在表而無汗者也其邪氣行於裏無汗者爲邪氣在表熏發腠理則汗出邪氣則内傳不外熏發者則無汗經所謂陽明病無汗小便不利心中懊憹者身必發黄及傷寒發熱無汗渴欲飲水無表證者白虎加人參湯主之與夫三陰爲病不得有汗是數者皆

邪行於裏而無汗者也其水飲內畜而無汗者爲水飲散而爲津液津液布滲而爲汗旣水飲內畜而不行則津液不足而無汗經所謂服桂枝湯或下之仍頭痛項強翕翕發熱無汗心下滿微痛小便不利桂枝去桂加茯苓白朮湯主之是津液內畜而無汗者其陽虛無汗故也諸陽爲津液之主陽虛則津液虛少故無汗經所謂脉浮而遲遲爲無陽不能作汗其身必痒陽明病反無汗其身如蟲行皮中之狀此以久虛故也皆陽虛而無汗者也如是者病之常也又焉得爲異哉一或當汗而不汗服湯一劑病證仍在

至於服三劑而不汗者死病也又熱病脉躁盛而不得汗者黄帝爲陽脉之極也死兹二者以無汗爲真病詎可與其餘無汗者同日而語也

頭痛第十二

傷寒頭痛何以明之頭痛爲邪氣外在經絡上攻於頭所致也難經曰三陽經受風寒伏留而不去則名厥頭痛言三陽之經上於頭爾然傷寒頭痛者太陽專主也何者以太陽之經起於目内眥上額交巔上入絡腦經所謂太陽受病者頭項痛腰脊强又曰七日病衰頭痛少愈雖然陽明少陽亦有頭痛不若太

陽之專主也蓋太陽爲病屬表而頭痛專爲主表證雖有風寒之不同必待發散而後已太陽病頭痛發熱身疼腰痛骨節疼痛惡風無汗而喘者傷寒也麻黄湯主之太陽病頭痛發熱汗出惡風者中風也桂枝湯主之雖有傷寒六七日不大便頭痛有熱者而與調胃承氣湯下之者又云若小便清者知熱不在裏仍在表也當與桂枝湯以頭痛未去雖不大便六七日其小便清者猶爲在表是知頭痛屬乎表者明矣頭痛一切屬三陽經也而陰病亦有頭痛乎太陰少陰二經之脉皆上至頸胷中而還不上循頭則無

頭痛之證惟厥陰之脉循喉嚨之後上入頏顙連目系上出額與督脉會於巔病亦有頭痛經曰乾嘔吐涎沫者吳茱萸湯主之者是矣夫頭者精明之府也神[illegible]居之小小邪氣作爲頭痛者必曰發散而可也其或痛甚入連於腦而手足寒者又爲眞病豈能發散而已哉嗚呼頭痛爲外疾猶有不可治者又剋藏府之疾乎

項強第十二

傷寒項強何以明之太陽脉起於目內眥上額交巔上入絡腦還出別下項循肩髆內俠脊抵腰中經曰

太陽之病項背強痛而惡寒以太陽感受風寒則經脉不利而項爲之急頸爲之強爾傷寒頸項強急者太陽表證也必發散而解之可也太陽病項背強几几反汗出惡風者桂枝加葛根湯主之太陽病項背強几几無汗惡風者葛根湯主之是皆發散之劑也二者均是項背強而發散又有輕重者蓋發熱汗出惡風者爲表虛表虛者可解肌無汗惡風者爲表實表實者可發汗是以爲治不同也桂枝加葛根湯方是桂枝加麻黄葛根又葛根湯方亦是桂枝湯中加麻黄葛根深詳究之無汗惡風爲表實正可發汗則

於桂枝湯中加葛根麻黄爲當矣汗出惡風爲表虛表虛者可解肌恐是桂枝湯中但加葛根而不加麻黄也几音殊几引頸之貌几短羽鳥也短羽之鳥不能飛騰動則先伸引其頸爾項背強者動亦如之非若几按之几而偃屈也太陽傷寒項背強其或太陽中風加之寒濕而成痓者亦項強也經曰病者身熱足寒頸項強急惡風時頭熱面赤目脉赤獨頭面揺動卒口噤背反張者痓病也金匱要略曰太陽病其證項背強几几然脉反沉遲者此爲痓桂枝加栝蔞湯主之雖項背強然太陽病表證悉當發散又有結

胷病者項亦強如柔痓狀下之則和宜大陷胷圓主之臨病之際審其表裏可汗可下隨證投湯則萬全矣

頭眩第十三

傷寒頭眩何以明之眊非毛而見其毛眩非玄而見其玄眊爲眼花眩爲眼黑眩也運也冒也三者形俱相近有謂之眩運者有謂之眩冒者運爲運轉之運世謂之頭旋者是矣冒爲蒙冒之冒世謂之昏冒者是矣少陽之爲病口苦咽乾目眩以少陽居表裏之間表邪初傳漸行於裏表中陽虚故時時目眩也二

者陽併病頭項強痛或眩眩冒者以少陽與太陽併病故眩者責其虚也傷寒有起則頭眩與眩冒者皆發汗吐下後所致是知其陽虚也故針經有曰上虚則眩下虚則厥眩雖爲虚而風家亦有眩者蓋風主運動故爾傷寒陽明病但頭眩不惡寒者故能食而欬其人必咽痛爲陽明中風是風亦主頭眩也諸如此者皆非逆也及其諸逆發汗劇者言亂目眩者死命將難全嗚呼病勢已成可得半愈及病勢已深雖神醫其能已之耶

胷脇滿第十四

傷寒胷脇滿何以明之胷脇滿者謂胷膈閒氣塞滿悶也非心下滿者也脇滿者謂脇肋下氣脹塡滿也非腹滿者也邪氣自表傳裏必先自胷脇已次經心腹而入胃入胃爲入府也是以胷滿多帶表證脇滿多帶半表半裏證也經曰下後脉促胷滿者桂枝去芍藥湯主之又曰陽明病喘而胷滿者不可下宜麻黄湯是胷滿屬表而須發汗者也葢胷中至表猶近也及脇者則更不言發汗但和解而已經曰設胷滿痛者與小柴胡湯又曰胷滿不去者小柴胡湯主之本太陽病不解轉入少陽者脇下鞕滿乾嘔不能食

往來寒熱脉沉緊者小柴胡湯主之是知脇滿屬半表半裏明矣大抵胷脇滿以邪氣初入裏未停留爲實氣欝積而不行致生滿也和解而可矣若邪氣留於胷中聚而爲實者非湧吐則不可已故華佗曰四日在胷吐之則愈是邪氣已收斂而不散漫者則可吐之內經曰其高者因而越之病在胷膈之上爲高越之爲吐也經曰病在胷中當吐之發汗若下之而煩熱胷中窒者則以梔子豉湯吐之若胷中痞鞕氣上衝咽喉不得息者此爲胷中有寒也則以瓜蔕散吐之二者均是吐利則梔子豉湯吐胷中虛煩客熱

也瓜蔕散吐胷中痰實宿寒也若能審明藥劑之輕重辨別邪氣之淺深對證投湯不爲效者未之有也

心下滿第十五

傷寒心下滿何以明之心下滿者謂正當心下高起滿鞕者是矣不經下後而滿者則有吐下之殊若下後心下滿者又有結胷痞氣之別經曰病人手足厥冷脉乍緊邪結在胷中心滿而煩飢不能食病在胷中當吐之又曰脉浮而大心下反鞕有熱屬藏者攻之不令發汗屬府者不令攻之茲二者爲不經汗下而心下滿者或吐之或下之看其邪氣之高下高者

則因而越之下者則因而竭之要在泄其邪也至如陽明病雖心下鞕滿又未可攻經曰陽明病心下鞕滿不可攻之攻之利遂不止者死利止者愈是邪氣自表傳裏至於心下留結爲實者則不可下乃吐之可也若未全爲實者則不可下故有此戒也又邪氣在表未應下而强下之邪氣乘虛結於心下實者鞕滿而痛爲結胷虛者滿而不痛爲虛痞經曰嘔而發熱者柴胡湯證具而以他藥下之柴胡證仍在者復與柴胡湯此雖下之不爲逆必蒸蒸而振却復發熱汗出而解若心下滿而鞕痛者此爲結胷但滿而不痛

者此爲虚痞蓋實邪留結則爲鞕爲痛虚邪留滯則
但滿而不鞕痛也結胷熱實脉沉而緊心下痛按之
石鞕者大陷胷湯主之明其邪實可知矣脉浮而緊
而反下之緊反入裏則作痞按之自濡但氣痞耳明
其虚實可知矣病發於陽而反下之熱入因作結胷
病發於陰而反下之因作痞表邪未罷醫反下之胃
中空虚客氣動膈陽氣内陷心中因鞕則爲結胷須
陷胷湯圓攻之可也傷寒中風醫反下之心下痞鞕
而滿醫見心下痞爲病不盡而復下之其痞益甚此
非結熱但以胃中空虚客氣上逆故使鞕也須諸瀉

心湯散可也二者俱是心下滿鞕一爲虛一爲實丸投湯者大須詳審結胷雖爲實邪衆皆共知當用陷胷湯圓下之或脉浮大者則不可下下之則死即是猶帶表邪未全結實下之重虛其裏邪深結則死設其結胷形證悉具而加之煩躁者又爲不治之疾藥之所以能勝邪者必待胃氣施布藥力始能温汗吐下之以逐其邪氣邪氣勝胃氣絶者湯藥縱下胃氣不能施布雖神丹其能爲效也

腹滿第十六

傷寒腹滿何以明之腹滿者俗謂之肚脹是也華佗

曰傷寒一日在皮二日在膚三日在肌四日在胷五日在腹六日入胃入胃謂入府也是在腹也猶未全入裏者雖腹滿爲裏證故亦有淺深之别經曰表已解而内不消非大滿猶生寒熱則病不除是其未全入府若大滿大實堅有燥屎自可除下之雖四五日不能爲禍謂之邪氣已入府也傷寒邪入腹是裏證已深故腹滿乃舉下之者多矣如經曰其熱不潮未可與承氣湯若腹大滿不通者可與小承氣湯發汗不解腹滿痛者急下之本太陽病醫反下之因而腹滿時痛者屬太陽也桂枝加芍藥湯主之大實痛者

桂枝加大黃湯主之少陰病腹脹不大便者急下之諸如此者皆爲裏證是也雖曰腹中滿痛者此爲實也當下去之然腹滿不減者則爲實也若腹滿時減者又爲虛也則不可下經曰腹滿不減減不足言當下之金匱要略曰腹滿時減復如故此虛寒從下上也當以溫藥和之蓋虛氣留滯亦爲之脹但比之實者不至堅痛也大抵腹滿屬太陰證也陽熱爲邪者則腹滿而咽乾陰寒爲邪者則腹滿而吐食不下自利益甚時腹自痛太陰者脾土也治中央故專主腹滿之候又發汗吐下之後因而成腹滿者皆邪氣乘

虛內客爲之而所主又各不同經曰發汗後腹脹滿者厚朴生薑甘草半夏人參湯主之傷寒吐後腹脹滿者調胃承氣湯主之傷寒下後心煩腹脹滿卧起不安者梔子厚朴湯主之三者有當溫者有當下者有當吐者何邪氣不一也且發汗後腹滿當溫之邪氣在表因發散則邪去胃爲津液之主發汗亡陽則胃氣虛而不能敷布諸氣壅滯而爲脹滿是當溫散可也吐後腹滿可下之邪氣在胷者則可吐之吐之邪去則安若吐後邪氣不去加之腹脹滿者是胷中之邪下傳入胃壅而爲實故生脹滿當須下之可也

下後腹滿可吐者邪氣在表未傳入府而妄下之邪自表乘虛而入鬱於胷中而爲虛煩氣上下不得通利者腹爲之滿故當吐之可也凡爲醫者要識邪氣所起所在審其所起知邪氣之由來觀其所在知邪氣之虛實發汗吐下不差溫補針艾之適當則十全之功自可得也

少腹滿第十七

傷寒少腹滿者何以明之少腹滿者臍下滿是也少腹者下焦所治難經曰下焦者當膀胱上口主分別清濁其治在臍下邪氣自上而下至於下焦結而不

利故少腹滿也胷中滿心下滿皆氣爾即無物也及腹滿者又有燥屎爲之者至於少腹滿者非正氣也必有物聚於此而爲之滿爾所以然者身半以上同天之陽清陽歸之身半已下同地之陰濁陰歸之清者在上而濁者在下內經謂清陽出上竅濁陰出下竅當出不出積而爲滿是在上而滿者氣也在下而滿者物也所謂物者溺與血爾邪氣聚於下焦則津液不得通血氣不得行或溺或血留滯於下是生脹滿而鞕痛也若從心下至少腹皆鞕滿而痛者是邪實也須大陷胷湯下之若但少腹鞕滿而痛小便利

者則畜血之證小便不利者則是溺澁之證經曰少腹滿應小便不利今反利者爲有血也又曰少腹鞕小便不利者爲無血也小便自利其人如狂者血證諦也其小便利而少腹滿者爲太陽隨經瘀血在裏太陽自入府者也經曰太陽病熱結膀胱其人如狂血自下下者愈其外未解者尚未可攻當先解外外解而已但少腹急結者可攻之桃仁承氣湯主之是少腹鞕滿爲物聚於下可知矣滲之利之參酌隨宜可爲上工

煩熱第十八

傷寒煩熱何以明之煩者熱也與其發熱若同而異也發熱者怫怫然發於肌表有時而已者是也煩者為煩而熱無時而歇者是也二者均是表熱而煩熱為熱所煩非若發熱而時發時止也故謂之煩熱經曰病人煩熱汗出則解又曰發汗已解半日許復煩脉浮數者再與桂枝湯又曰服桂枝湯反煩不解者先刺風池風府却與桂枝湯則愈即此觀之煩為表熱明矣故又有煩疼即是熱疼又有煩渴即是熱渴也以煩為熱又何疑焉至於胷中煩心中煩内煩虛煩皆以煩為熱設傷寒至六七日手足三部脉皆至

大煩而口噤不能言其人躁擾者與其脉和大煩曰重瞼内際黄者又皆爲欲解所以言大煩者以肌表大熱則是邪熱欲去泄達於外也故爲欲解内經曰謹熟陰陽以意調之

傷寒明理論第一

傷寒明理論第二

虚煩第十九

傷寒虚煩何以明之虚煩者心中鬱鬱而煩也有胷中煩有心中煩有虚煩諸如此者皆熱也若止云煩者表熱也及其邪熱傳裏故有胷中煩心中煩虚煩之别三者要在觀其熱所從來審其虚實而治爲不同也如不經發汗吐下而煩者則是傳經之熱不作膈實者但多和解而已故經曰心煩喜嘔或胷中煩而不嘔者小柴胡湯主之少陰病二三日心中煩不得卧者黄連阿膠湯主之少陰病胷滿心煩者猪膚

湯主之是知和解而徹熱者也若因吐下發汗後而煩者則是內陷之煩但多湧吐而已吐下後虛煩不得眠若劇者必反覆顛倒心中懊憹者梔子豉湯主之若少氣者梔子甘草豉湯主之若嘔者梔子生薑豉湯主之心煩腹滿卧起不安者梔子厚朴湯主之圓藥大下後身熱不去微煩者梔子乾薑湯主之是皆取其吐而湧其熱者也虛煩之狀心中温温然欲吐憒憒然無奈欲嘔不嘔擾擾亂亂是名煩也非吐則不能已經曰若下後更煩心下濡者爲虛煩也梔子豉湯主之脉乍結心下滿而煩飢不能食病在胷

中瓜蔕散主之二者證均是煩也藥均是吐也而又
輕重之不同吐下發汗後邪氣乘虚而入爲煩者則
謂之虚煩與梔子豉湯則是吐劑之輕者不因吐下
發汗後邪氣結於胷中則爲膈實與瓜蔕散則是吐
劑之重者又陽明病不吐不下心煩者則是煩之實
者也與調胃承氣湯下之傷寒二三日心中悸而煩
者則是煩之虚者也與小建中湯補之煩爲熱也悸
而煩復爲虚者以悸爲虚悸甚而煩故爲虚也少陽
之邪入府者煩而悸則爲熱也大抵先煩而悸者是
爲熱也先悸而煩者是爲虚也内經曰治病必先求

其本誠哉是言也

煩躁第二十

傷寒煩躁何以明之煩爲擾擾而煩躁爲憤躁之躁合而言之煩躁爲熱也析而分之煩也躁也有陰陽之别焉煩陽也躁陰也煩爲熱之輕者躁爲熱之甚者經有煩疼煩滿煩渴虚煩皆以煩爲熱也有不煩而躁者爲怫怫然便作躁悶此爲陰盛隔陽也雖大躁欲於泥水中卧但飲水不得入口者是矣所以煩躁者謂先煩漸至躁也所爲躁煩者謂先發躁而迺還復煩者也煩躁之由又爲不同有邪氣在表而煩

躁者有邪氣在裏而煩躁者有因火刼而煩躁者有陽虛而煩躁者有陰盛而煩躁者皆不同也經曰當汗不汗其人煩躁太陽中風脉浮而緊不汗出而煩躁大青龍湯主之者是邪氣在表而煩躁者也病人不大便六七日繞臍痛煩躁發作有時此有燥屎也邪氣在裏而煩躁者也太陽病以火熏之不得汗其人必躁太陽病二三日及躁凡熨其背令人大汗出大熱入胃躁煩者火刼令煩躁者也陽微發汗躁不得眠與下之後復發汗晝日煩躁不得眠夜而安靜不嘔不渴無表證脉沉微身無大熱者乾薑附子湯

主之及發汗若下之病仍不去煩躁者茯苓四逆湯主之者陽虛煩躁者也少陰病吐利手足厥冷煩躁欲死者吳茱萸湯主之者陰盛而煩躁者也諸如此者證之常也非逆也設或結胸證悉具煩躁者死發熱下利厥逆躁不得卧者死少陰病吐利煩躁四逆者死少陰病四逆惡寒而踡脉不出不煩而躁者死少陰病五六日自利復煩躁不得卧寐者死是數者又皆爲不治之證嗚呼煩躁爲常有之疾復有諸不治之證臨病者之側又當熟審焉

懊憹第二十一

傷寒懊憹何以明之懊者懊惱之懊憹者鬱悶之貌即心中懊懊惱惱煩煩憹憹鬱鬱然不舒暢憒憒然無柰比之煩悶而甚者懊憹也由下後表中陽邪乘虛內陷鬱而不發結伏於胸心之間故如是也經曰表未解醫反下之胃中空虛客氣動膈心中懊憹又曰下之益煩心懊憹如飢即是陽氣內陷為諸懊憹也其治之法或吐之或下之若發汗吐下後虛煩不得眠劇者必反覆顛倒心中懊憹與陽明病下之其外有熱手足溫而不結胸心中懊憹飢不能食但頭汗出二者為邪熱鬱於胸中當須梔子豉湯吐之以

湧其結熱也陽明病下之心中懊憹而煩胃中有燥屎者與陽明病無汗小便不利心中懊憹者必發黃二者爲邪熱結於胃中當須大承氣湯茵蔯湯攻之以滌其内熱也識諸此者吐下之不差湯劑之適當則無不愈若一或當汗反吐療熱以温則變證百出斑出黃生者多矣其爲醫者請精究之

舌上胎第二十二

傷寒舌上胎何以明之舌者心之官法應南方火本紅而澤傷寒三四日已後舌上有膜白滑如胎甚者或燥或澁或黃或黑是數者熱氣淺深之謂也邪氣

在表者舌上即無胎及邪氣傳裏津液結摶則舌上生胎也寒邪初傳未全成熱或在半表或在半裏或邪氣客於胷中者皆舌上胎白而滑也經曰舌上如胎者以丹田有熱胷上有寒邪初傳入裏者也陽明病脅下鞕滿不大便而嘔舌上白胎者可與小柴胡湯是邪氣在半表半裏者也太陽病若下之則胃中空虛客氣動膈心中懊憹舌上胎者梔子豉湯主之是邪客於胷中者也藏結宜若可下舌上胎滑者則云不可攻也是邪未全成熱猶帶表寒故也及其邪傳爲熱則舌上之胎不滑而澁也經曰傷寒七八日

不解熱結在裏表裏俱熱時時惡風大渴舌上乾燥而煩欲飲水數升者白虎加人參湯主之是熱耗津液而滑者已乾也若熱聚於胃則舌爲之黄是熱已深也金匱要略曰舌黄未下者下之黄自去若舌上色黑者又爲熱之極也黄帝針經曰熱病口乾舌黑者死以心爲君主之官開竅於舌黑爲腎色見於心部心者火腎者水邪熱已極鬼賊相刑故知必死觀其口舌亦可見其逆順矣

衄第二十三

傷寒衄者何以明之鼻中血出者是也雜病衄者責

熱在裏傷寒衄者責熱熱在表何以言之病源曰心主血肝藏血肺主氣開竅於鼻血得熱則散隨氣上從鼻中出則爲衄是雜病者責其裏熱也經曰傷寒脉浮緊不發汗因致衄者宜麻黄湯傷寒不大便六七日頭痛有熱者與小承氣湯其小便清者知不在裏仍在表也當須發汗若頭痛者必衄宜桂枝湯以此觀之是傷寒衄者責其表熱也千金翼曰吐血有三種一曰肺疽二曰傷胃三曰内衄既吐血家謂之内衄則其鼻中出血者可謂之外衄是經絡之血妄行也經絡熱盛陽氣擁重迫血妄行出於鼻則爲衄經

曰其人發煩目瞑劇者必衄衄乃解所以然者陽氣
重故也又曰陽盛則欲衄陰虛小便難言衄爲經中
陽盛也九傷寒脉浮鼻中燥口燥但欲漱水不欲嚥
者是欲衄也經曰陽明病口乾鼻燥能食者則衄又
有不應發汗而強發汗因致衄者經曰少陰病但厥
無汗而強發之必動其血未知從何道出或從口鼻
或從目出是名下厥上竭爲難治是也衄家雖爲邪
熱在經而又不可發汗經曰衄家不可發汗發汗則
額上陷脉緊急直視不能眴不得眠前云桂枝湯麻
黄湯治衄者非治衄也即是發散經中邪氣爾若邪

噦本作鉞從口故曰噦

氣不得發散擁盛於經逼迫於血則因致衄也即非桂枝麻黄湯專治衄也太陽病脉浮緊發熱身無汗自衄者愈是經中之邪隨而散則解矣故知衄者不待桂枝湯麻黄湯發散之也衄者若但頭汗出身無汗及汗出不至足者死黄帝又皆爲不治之疾臨病之際審而治之則不失矣

噦第二十四

傷寒噦者何以明之噦者俗謂之欬逆者是也餲逆於噦餲者但胷喉間氣餲塞不得下通然而無聲也則若餲吃吃然有聲者是也噦者戍金也胃受疾故

噦噦也饐也皆胃之疾但輕重有差爾虛寒相搏反飲水令汗大出水得寒氣冷必相搏其人即饐言胃氣虛竭也傷寒大吐大下之後極虛復極汗出者其人外氣怫鬱復與之水以發其汗因得噦所以然者胃中寒冷故也又胃中虛冷不能食者飲水則噦卽是觀之噦饐皆胃疾可知矣經曰趺陽脉浮則爲氣饐脉滑則爲噦此爲醫咎責虛取實之過也大抵妄下之後胃虛氣逆則成噦也經曰濕家若下之太早則噦本虛攻其熱則噦而陽明病不能食攻其熱必噦諸如此者皆下之後胃虛而噦者也然饐者正爲水

寒相搏必曰小青龍湯去麻黄加附子而可矣至於喘者則又熱氣擁鬱氣不得通而成者也輕者有和解之證重者有攻下之候經曰有潮熱時時喘與小柴胡湯者即是和解之證也喘而腹滿視其前後知何部不利利之則愈即可攻下之候也傷寒至於喘則病已極也非若渴煩等輕緩之候如太陽中風以火刼發汗陰陽俱虚竭身體枯燥但頭汗出劑頸而還腹滿微喘口乾咽爛或不大便久則譫語甚者至喘是言其極也又不尿腹滿加喘者不治是爲真病其若是者雖有神醫之候術當斯脱絶之候又何以

其寒飲食其
飲食之性寒者

措其手足哉

欬第二十五

傷寒欬者何以明之欬者謦欬之欬俗謂之嗽者是也肺主氣形寒飲冷則傷之使氣上而不下逆而不收衝擊膈咽令喉中淫淫如痒習習如梗是令欬也甚者續續不已連連不止坐卧不安語言不竟動引百骸聲聞四近矣欬之由來有肺寒而欬者有停飲而欬者有邪氣在半表半裏而欬者雖同曰欬而治各不同也內經曰肺之令人欬何也皮毛者肺之合也皮毛先受寒氣寒氣以從其合其寒飲食入胃從

肺脉上至於肺肺寒則内合邪因而客之則爲欬嗽者是肺寒而欬也傷寒表不解心下有水氣乾嘔發熱而欬小青龍湯主之少陰病腹痛小便不利四肢沉重痛疼自下利者此爲有水氣其人或欬者眞武湯加五味子細辛乾薑主之二者是停飲而欬者也雖皆爲水飲所作而小青龍湯所主爲水飲與表寒相合而欬者眞武湯所主爲水飲與裏寒相合而欬者又不可不知也傷寒中風往來寒熱胷脇苦滿默默不欲飲食心煩喜嘔或欬者小柴胡湯去人參大棗生薑加乾薑五味子主之少陰病四逆其人或欬者

真當作眞

雖當作爲

四逆散加乾薑五味子主之二者是邪氣自表傳裏而欬者雖皆爲邪氣傳裏而小柴胡湯所主爲陽邪傳裏動肺而欬者四逆散所主爲陰邪傳裏動肺而欬者又不可不識也表寒也裏寒也協水飲則必動肺以形寒寒飲則傷肺故也陽邪也陰邪也自表傳裏則必動肺以藏眞高於肺故也欬爲肺疾治之必發散而可矣而又有不可發汗者經曰欬而小便利者不可發汗發汗則四肢厥逆冷又曰欬而發汗蜷而苦滿腹中復堅兹雖逆也又脉散者爲心火形於肺金鬼賊相刑必死臨病之側可不察之

喘第二十六

傷寒喘者何以明之肺主氣形寒飲冷則傷肺故其氣逆而上行衝衝而氣急喝喝而見數張口擡肩搖身滚肚是為喘也傷寒喘者為邪氣在表氣不利而喘者有水氣之氣射肺而喘者各不同也喘家作桂枝加厚朴杏仁湯太陽病頭疼腰疼者骨節疼痛惡風無汗而喘者發汗後飲水多必喘以水灌之亦喘傷寒心下有水氣乾嘔發熱而欬或喘者小青龍湯去麻黃加杏子主之是欲發散水寒也經曰喘而汗出者與葛根黃芩黃連湯以和之汗出而喘者與麻

黄杏子甘草石膏湯以發之二者如何而然也且邪氣內攻氣逆不利而喘者因喘而汗出見其邪氣在裏也雖表未解未可和之若邪氣外盛壅遏使氣不利而喘者雖汗而喘不已見其邪氣在表也雖經汗下亦可發之此亦古人之奧義傷寒止於邪氣在表而喘者心腹必濡而不堅設或腹滿而喘則又爲可下之證經曰短氣腹滿而喘有潮熱者此外欲解可攻裏也爲因滿脹而喘矣又或邪氣內盛正氣欲脱氣壅上逆亦主喘也經曰直視讝語喘滿者死又汗出髮潤喘不休者此爲肺絶身汗如油喘而不休此

爲命絶皆爲不治之喘也省疾問病更宜消息

嘔吐第二十七

傷寒嘔吐何以明之嘔者有聲者也俗謂之啘吐者吐出其物也故有乾嘔而無乾吐是以於嘔則曰食穀欲嘔及吐則曰飲食入口即吐則嘔吐之有輕重可知矣傷寒嘔有責爲熱者有責爲寒者至於吐家則悉言虛冷也經曰太陰之爲病腹滿而吐食不下自利益甚時腹自痛又曰胃中虛冷故吐也嘔家則不然嘔有熱者有寒者有停飲者有胃脘有膿者皆當明辨之嘔而發熱者柴胡湯證具與其嘔不止心下

急鬱鬱微煩大柴胡湯主之者是邪熱爲嘔者也膈上有寒飲乾嘔者不可吐也當温之與其乾嘔吐涎沫頭痛者呉茱萸湯主之是寒邪爲嘔者也先嘔後渇者此爲欲解先渇後嘔者爲水停心下此屬飲家是停飲嘔者嘔家有癰膿不須治膿盡自愈是胃脘有膿而嘔也諸如此者雖有殊別大抵傷寒表邪欲傳裏裏氣上逆則爲嘔也是以半表半裏證多云嘔也傷寒三日三陽爲盡三陰當受邪其人反能食而不嘔此爲三陰不受邪是知邪氣傳裏者必致嘔也至於乾薑附子湯證云不嘔不渇爲裏無熱十棗湯

證云乾嘔短氣汗出不惡寒者此表解裏未和也即此觀之其嘔為裏熱明矣嘔家之為病氣逆者必散之痰飲者必下之千金曰嘔家多服生薑此是嘔家聖藥是要散其逆氣也金匱要略曰嘔家用半夏以去其水水去嘔則止是要下其痰飲也嘔多雖有陽明證不可攻者謂其氣逆而未收斂為實也其嘔而脉弱小便復利身有微熱見厥者已為難治蓋謂其虛寒之甚也醫者必審其邪氣之虛實疾證之逆順為施藥圓治則當矣

悸第二十八

傷寒悸者何以明之悸者心忪是也築築踢踢然動怔怔忪忪不能自安者是矣心悸之由不越二種一者氣虛也二者停飲也傷寒二三日心悸而煩者小建中湯主之少陰病四逆其人或悸者四逆散加桂五分是氣虛而悸者也飲水多必心下悸是停飲而悸者也其氣虛者由陽氣内弱心下空虛正氣内動而爲悸也其停飲者由水停心下心爲火而惡水水既内停心不自安則爲悸也又有汗下之後正氣内虛邪氣交擊而令悸者與其氣虛而悸者則又甚焉太陽病發汗過多其人叉手自冒心心下悸太陽

病若下之身重心下悸者不可發汗少陽病不可吐下吐下則悸而驚少陽病不可發汗發汗則譫語此屬胃胃和則愈胃不和則煩而悸是數者皆汗後協邪者與其氣虛而悸者有以異也或鎮固或化散之皆須定其氣浮也又飲水過多水飲不爲宣布留心下甚者則悸金匱要略曰食少飲多水停心下甚者則悸飲之爲悸甚於他邪雖有餘邪必先治悸何者以水停心下若水氣散則無所不之浸於肺則爲喘爲欬傳於胃則爲噦爲噎溢於皮膚則爲腫漬於腸間則爲利下不可緩之也經曰厥而心下悸宜先治

水與茯苓甘草湯後治其厥不爾水漬於胃必作利也厥爲邪之深者猶先治水況其邪氣淺者乎醫者可不深究之

渴第二十九

傷寒渴者何以明之渴者裏有熱也傷寒之邪自表傳至裏則必有名證隨其邪淺深而見焉雖曰一日在皮二日在膚三日在肌四日在胷五日在腹六日入胃其傳經者又有證形焉太陽主氣而先受邪當一二日發頭項痛而腰脊強者是矣太陽傳陽明則二三日發身熱目疼鼻乾不得卧也陽明傳少陽則

三四日發胷脇痛而耳聾此三陽皆受病為邪在表而猶未作熱故不言渴至四五日少陽傳太陰則邪氣漸入裏寒邪漸成熱當是時也津液耗少故腹滿而嗌乾至五六日太陰傳少陰是裏熱又漸深也當此之時則津液為熱所搏漸耗而乾故口燥舌乾而渴及至六七日則少陰之邪傳於厥陰厥陰之為病消渴為裏熱巳極矣所謂消渴者飲水多而小便少者是矣謂其熱能消水也所以傷寒病至六七日而渴欲飲水為欲愈之病以其傳經盡故也是以厥陰病去渴欲飲水少少與之愈者是也邪氣初傳入

裏熱氣散漫未收斂成熱熏蒸焦膈搏耗津液遂成渴也病人雖渴欲得飲水又不可多與之若飲水過多熱少不能消故復爲停飲諸疾經曰凡得時氣病至五六日渴欲飲水水飲不能多勿多與也何者以腹中熱尚少不能消之便更與人作病也若大渴欲飲水猶當依證與之與之常令不足勿極意也言能飲一斗與五升又曰渴欲飲水少少與之但以法救之渴者宜五苓散至於大渴欲飲水數升者白虎加人參湯主之皆欲潤其燥而生津液也凡得病反能飲水此爲欲愈之病其不曉病者但聞病飲水自差

小渴者乃強與飲之因成[illegible]禍不可復救然則悸動也
支結也喘咳噎噦乾嘔腫滿下利小便不利數者皆
是飲水之過傷而診病之工當須識此勿令悞也

振第三十

傷寒振者何以明之振者森然若寒聳然振動者是
也傷寒振者皆責其虛寒也至於欲汗之時其人必
虛必蒸蒸而振却發熱汗出而解振近戰也而輕者
有振矣戰爲正與邪爭爭則爲鼓慄而戰振但虛而不
至爭故止聳動而振也下後復發汗必振寒者謂其
表裏俱虛也云血家發汗則寒慄而振者謂其血氣

俱虛也諸如此者止於振聳爾其振振欲擗地者有身爲振振搖者二者皆發汗過多亡陽經虛不能自主持故身爲振振搖也又非若振慄之比經曰若吐下後心下逆滿氣上衝胷起則頭眩發汗則動經身爲振振搖者茯苓桂枝白朮甘草湯主之太陽病發汗不解其人仍發熱心下悸頭眩身瞤動振振欲擗地者眞武湯主之二湯者皆溫經益陽滋血助氣之劑經虛陽弱得之未有不獲全濟之功者

戰慄第三十一

傷寒戰慄何以明之戰慄者形相類而實非一也合

而言之戰慄非一也析而分之有內外之別焉戰者身爲之戰搖者是也慄者心戰是也戰之與慄內外之診也眛者通以爲戰慄也通爲戰慄而已則不知有逆順之殊經曰胃無穀氣脾澀不通口急不能言戰而慄者即此觀之戰之與慄豈不異哉戰之與振振輕而戰重也戰之與慄戰外而慄內也戰慄者皆陰陽之爭也傷寒欲解將汗之時正氣內實邪不能與之爭則便汗出而不發戰也邪氣欲出其人本虛邪與正爭微者爲振甚者則戰戰已正勝而解矣經曰病有戰而汗出因得解者何也其人本虛是以發

戰者是也邪氣外與正氣爭則爲戰戰其愈者也邪氣內與正氣爭則爲慄慄爲甚者也經曰陰中爲邪必內慄也表氣微虛裏氣不守故使邪中於陰也方其裏表氣不守而爲邪中於正氣正氣怯弱故成慄也戰者正氣勝慄者邪氣勝也傷寒六七日欲解之時當解而汗出其有但心慄而鼓頷身不戰者已而遂成寒逆似此多不得解何者以陰氣內盛正氣大虛不能勝邪反爲邪所勝也非大熱劑與其灼艾又焉得而御之

四逆第三十二

傷寒四逆何以明之四逆者四肢逆而不温者是也積凉成寒積温成熱非一朝一夕之故其所由來者漸矣傷寒始者邪在皮膚當太陽陽明受邪之時則一身手足盡熱當少陽少陰受邪之時則手足自温是表邪漸緩而欲傳裏也經曰有傷寒四五日手足温而渴者小柴胡湯主之是太陽之邪傳之少陽也傷寒脉浮手足自温者是爲繫在太陰是少陽邪傳於太陰也是知邪氣在半表半裏則手足不熱而自温也至於邪傳少陰爲裏證已深雖未至厥而手足又加之不温是四逆也若至厥陰則手足厥冷矣經

曰少陰病四逆其人或欬或悸或小便不利或腹中痛或泄利下重者四逆散主之方用柴胡枳實芍藥甘草四者皆是寒冷之物而專主四逆之疾是知四逆非虛寒之證也又有四逆諸湯亦治四逆手足寒方用乾薑附子熱藥者厥有旨哉若手足自熱而至溫從四逆而至厥者傳經之邪也四逆散主之若始得之手足便厥而不溫者是陰經受邪陽氣不足可用四逆湯溫之大須識此勿令悞也四逆與厥相近而非也經曰諸四逆厥者不可下是四逆與厥有異也吐利煩躁見四逆者死是惡見其四逆也診視之

問難詳究之

厥第三十三

傷寒厥者何以明之厥者冷也甚於四逆也經曰厥有陰陽氣不相順接便爲厥厥者手足逆冷是也謂陽氣内陷熱氣逆伏而手足爲之冷也經曰傷寒一二日至四五日厥者必發熱前熱者後必厥厥深者熱亦深厥微者熱亦微是知内陷者手足厥爲厥矣少陰病但厥無汗而強發之必動其血未知從何道出或從口鼻或從目出是名下厥上竭亦是言發動其熱也先熱而後厥者熱伏於内也先厥而後熱者

陰退而陽氣得伏也若始得之便厥者則是陽氣不足而陰氣勝也大抵厥逆爲陰所主寒者多矣而又有進退之別經曰病厥五日熱亦五日設六日當復厥不厥者自愈發熱四日厥反三日厥少熱多其病自愈厥四日熱反三日復厥五日其病爲進寒多熱少陽氣退故爲進也病至厥陰傳經盡也當是之時陽氣勝陰厥少熱多其病則愈若或陰氣反勝陽不得復厥多熱少其病則逆厥爲陰氣至也熱爲陽氣復也至於下利則曰先厥後發熱而利必自止見厥復利厥者爲熱爲陽氣得復而利必自止熱者復爲

厥是陰氣還勝也故復下利矣諸陽受氣於胷中邪
氣容於胷中鬱鬱留結則陽氣不得敷布而手足為
之厥經曰手足厥冷脉乍緊邪結在胷中心中滿而
煩飢不能食病在胷中當吐之者是矣厥為陰之盛
也若更加之惡寒而踡者陰氣之極也則難可制經
曰少陰病惡寒身踡而利手足厥冷者不治是厥冷
之逆者神丹將就其能生乎

鄭聲第三十四

傷寒鄭聲為邪音也孔子曰惡鄭聲之亂雅樂也又
曰放鄭聲遠佞人鄭聲滛佞人殆是謂鄭聲為不正

之音也傷寒鄭聲者則其聲如鄭衛之音轉不正也經曰虛則鄭聲今汗後或病久人聲轉者是也以此爲虛從可知已又鄭聲者重語也正爲聲轉也若聲重而轉其本音者亦是矣昧者殊不知此妄以重爲重疊之語與讝語混而莫辨遂止以身熱脉數煩渴便難而多言者爲讝語以身涼脉小自利不渴而多言者爲鄭聲如此則有失仲景之本意兼[illegible]則語以正之則鄭聲不爲重疊正爲不正也況仲景之書三百九十餘證曲盡傷寒形候未有脫落而不言者若是鄭聲爲多言則於三陰門中亦須條見所以鄭聲別

無證治者是不與讝語爲類也雖曰虚矣止爲正氣虚而不全故使轉聲而不正也明者鑒此幸詳究之

讝語第三十五

傷寒讝語何以明之讝者喃爲呢喃而語也又作譫爲妄有所見而言也斯皆眞氣昏神識不清之所致夫心藏神而主火病則熱氣歸焉傷寒胃中熱盛上乘於心心爲熱冒則神昏亂而語言多出識昏不知所以然遂言無次而成譫妄之語輕者睡中呢喃重者不睡亦語言差謬有讝語者有獨語者有狂語者有語言不休者有言亂者此數者見其熱之輕重也讝

語與獨語謂雖閒有妄錯之語若與人言有次是熱未至於極者也經曰獨語如見鬼若劇者發則不識人是病獨語未爲劇也狂語者熱甚者也由神昏而無所見覺甚則至於喊叫而言語也言語不休者又其甚也至於言亂者謂妄言罵詈善惡不避親疎爲神明已亂也經曰諸逆發汗微者難差劇者言亂是難可復制也讝語之由又自不同皆當明辨之有被火刼讝語者有汗出讝語者有下利讝語者有下血讝語者有燥屎在胃讝語者有三陽合病讝語者有過經讝語者有亡陽讝語者經曰大熱入胃中水竭躁

煩必發譫語又腹滿微喘口乾咽爛或不大便久則譫語是因被火刼譫語也汗出譫語此爲風也須下之過經可下之下之若早語言必亂以表虛裏實故也是汗出譫語者也下利譫語者有燥屎也小承氣湯主之是下利譫語者也下血譫語者此爲熱入血室當刺期門隨其虛實而瀉之是下血譫語者也譫語有潮熱反不能食者胃中必有燥屎五六枚也是謂燥屎在胃譫語者也腹滿身重難以轉側口不仁面垢譫語遺尿是三陽合病譫語者也過經譫語者以有熱也當以湯下之是過經譫語者也發汗多亡陽

譫語者不可下與柴胡桂枝湯和其榮衛以通津液後自愈是云陽譫語也諸如此者脉短則死脉自和則愈又身微熱脉浮大者生逆冷脉沉細不過一日死實則譫語氣收斂在內而實者本病也或氣上逆而喘滿或氣下奪而自利者皆爲逆也經曰直視譫語喘滿者死下利者亦死謂其正氣脫絕也能知虛實之診能識逆從之要治病療病則不失矣

短氣第三十六

傷寒短氣何以明之短氣者氣短而不能相續者是矣似喘而非喘若有氣上衝而實非氣上衝也喘者

張口擡肩搖身滾肚謂之喘也氣上衝者腹裏氣時時上衝也所謂短氣者呼吸雖數而不能相續似喘而不搖肩似呻吟而無痛者短氣也經所言短氣者衆實爲難辨之證愚醫莫識之爲治有悞者多矣要識其短氣之眞者氣急而短促謂之氣促者是也短氣有責爲虚者有責爲實者要當明辨之經曰趺陽脉浮而緊緊則爲寒微則爲虚微虚相摶則爲短氣此爲短氣之虚者也短氣腹滿而喘有潮熱此外欲解可攻裏也此爲短氣之實者也又有屬表又有屬裏者要當審視之經曰短氣但坐以汗出不徹故也更

發汗則愈與其風濕相搏汗出短氣小便不利惡風不欲去衣甘草附子湯主之者是邪氣在表而短氣者也乾嘔短氣汗出不惡寒者此表解裏未和也十棗湯主之與其太陽病醫反下之短氣躁煩心中懊憹陽氣內陷心中因鞕則爲結胸大陷胸湯主之是邪氣在裏而短氣者也虛也實也在表也在裏也皆作短氣又何以辨其虛實也大凡心腹脹滿而短氣者邪在裏而爲實也腹濡滿而短氣者邪氣在表而爲虛也大抵短氣爲實金匱要略曰短氣不足以息者實也又水停心下亦令短氣金匱要略曰食少飲

多水停心下微者短氣即此觀之短氣之由亦衆矣必審其形候使的而不惑必審其邪氣在表裏之不差隨證攻之了無不愈者矣

傷寒明理論第二終

讀書敏求記云傷寒明理論四卷此書首尾斷爛序作於開禧改元稱成公當乙亥丙子歲其年九十餘則必生於嘉祐治平之間誠仲景之功臣醫家之大法成公不知誰何蓋北宋時人也觀此則此本序及目錄均有割裂補綴之痕非完書可知也元明諸刻俱作三卷附傷寒論註後此本雖殘猶是當時原刊無疑矣

乙卯夏日　克文

傷寒明理論

下冊

補鈔

傷寒明理論第三

搖頭第三十七

傷寒搖頭何以明之頭者諸陽之會也諸陽之脉皆上於頭諸陰脉皆至頸胷中而還陽脉不治則頭爲之搖傷寒搖頭有三皆所主不同也有曰搖頭言者裏痛也以裏有痛者語言則劇欲言則頭爲之戰搖也有曰獨搖頭卒口噤背反張者痓病也以風盛於上風主動搖故也裏痛非邪也痛使之然痓病非逆也風使之然至於陽反獨留形體如煙熏直視搖頭者又謂之心絶蓋心藏神而爲陰之本陽根於陰陰

根於陽陰陽相根則榮衛上下相隨矣絶則神去而陰竭陽無根者則不能自主持故頭爲之摇矣王冰曰滋苗者必固其根伐下者必枯其上内絶其根外作摇頭又何疑焉心絶者眞病也風痓裏痛者邪氣也觀其頭摇又當明其藏否焉

瘈瘲第三十八

傷寒瘈瘲何以明之瘈者筋脉急也瘲者筋脉緩也急者則引而縮緩者則縱而伸或縮或伸動而不止者名曰瘈瘲俗謂之搐者是也黄帝内經曰病筋脉相引而急名曰瘈瘲瘈謂若契合之契也行則緩臥

則緊從則縱瘲疾之縱者謂若放縱之縱也以急爲瘈以緩爲瘲理至明矣瘈瘲者風疾也而癲癇則瘈瘲焉傷寒瘈瘲者邪熱氣極也熱盛則風搏併經絡風主動致四肢瘈瘲而不寧也故風温被火者曰發微黃色劇者如驚癇時瘈瘲言其熱氣之劇盛也傷寒病至於發瘈瘲者疾勢巳過矣多難可制内經曰太陽終者戴眼反折瘈瘲絶汗乃出大如貫珠著身不流是見其瘈瘲爲巳過之疾也又有四肢漐習爲四肢動而不止似瘈瘲而無力不得伸縮者也此爲肝絶瘈瘲之證雖難巳若能以祛風滌熱之劑折其

大熱則瘈瘲亦有生者若妄加灼火或飲以發表之藥則死不旋踵經曰一逆尚引日再逆促命期

不仁第三十九

傷寒不仁何以明之仁柔也不仁謂不柔和也痒不知也痛不知也寒不知也熱不知也任其屈伸灸刺不知所以然者是謂不仁也由邪氣擁盛正氣爲邪氣閉伏鬱而不發榮衛血氣虛少不能通行致斯然也內經曰榮氣虛則不仁針經曰衛氣不行則爲不仁經曰榮衛不能相將三焦無所仰身體痹不仁即是言之知榮衛血氣虛少不能通行爲不仁者明矣

經曰諸乘寒者則爲厥鬱冒不仁言此厥者是正氣爲寒氣所乘爲厥氣也非四肢逆冷之厥也何者蓋以鬱冒爲昏冒不仁爲不知痛痒得不爲尸厥之厥耶經曰少陰脉不至腎氣微精血少奔氣促迫上入胷膈宗氣反聚血結心下陽氣退下熱歸陰股與陰相動令身不仁此爲尸厥其乘寒之厥鬱冒不仁即此尸厥可知矣昔越人入虢診太子爲尸厥以鬱冒不仁爲可治剌之而得痊濟者寔神醫之診也嗚呼設或脉浮而洪身汗如油喘而不休水漿不下形體不仁此又爲命絶雖越人其能起之歟

直視第四十

傷寒直視何以明之直視者視物而目精不轉動者是也若目精轉者非直視也水之精爲志火之精爲神目者心之使也神所寓焉肝之外候也精神榮焉鍼經曰五藏六府之氣皆上注於目而爲之精精之窠爲眼骨之精爲瞳子筋之精爲黑精血之精爲絡氣之精爲白精肌肉之精爲鈎束裹擷筋骨血氣之精與脉并爲系上屬於腦五藏血炁調和精炁充榮則目和而明矣傷寒目直視者邪氣壅盛冒其正氣使神志不慧藏精之氣不上榮於目則目爲之直視

傷寒至於直視爲邪氣已極證候已逆多難治經曰衂家不可發汗汗則額上陷脉急緊直視不能眴不得眠以肝受血而能視亡血家肝氣已虛目氣已弱又發汗亡陽則陰陽俱虛所致也此雖錯逆其未甚也逮乎狂言反目直視又爲腎絶直視搖頭又爲心絶皆藏氣脫絶也直視讝語喘滿者死下利者亦死又劇者發則不識人循衣摸牀惕而不安微喘直視脉弦者生濇者死皆邪盛而正氣脫也其或有目中不了了精不和無表裏證大便難身微熱者是非直視也此爲內實也可用大承氣湯大柴胡湯下之直

視爲不治之疾目中不了了爲可治之候二者形證相近其爲工者宜熟視之

鬱冒第四十一

傷寒鬱冒何以明之鬱爲鬱結而氣不舒也冒爲昏冒而神不清也世謂之昏迷者是也鬱冒之來皆虛極而乘寒則有之矣經曰諸乘寒者則爲厥鬱冒不仁又曰太陽病先下之而不愈因復發汗以此表裏俱虛其人因致冒冒家汗出自愈所以然者汗出表和故也是知因虛乘寒乃生鬱冒金匱要略曰新產婦人有三病一者病痓二者病鬱冒三者大便難亡

血復汗寒多故令鬱冒又曰產婦鬱冒其脉微弱不能食大便堅所以然者血虛而厥厥而必冒冒家欲解必大汗出即此觀之鬱冒爲虛寒可知矣又或少陰病下利止而頭眩時時自冒者又爲死證蓋謂其虛極而脫也觀其鬱冒幸無忽焉

動氣第四十二

傷寒動氣何以明之動氣者爲築築然動於腹中者是矣藏氣不治隨藏所主發泄於臍之四傍動跳築築然謂之動氣難經曰肝内證臍左有動氣按之牢若痛心内證臍上有動氣按之牢若痛肺内證臍右

有動氣按之牢若痛腎內證臍下有動氣按之牢若痛是藏氣不治腹中氣候發動也動氣應藏是皆真氣虛雖有表裏攻發之證即不可汗下經曰動氣在左不可發汗汗則頭眩汗不止筋惕肉瞤是發汗而動肝氣者也動氣在左不可下下之則腹內拘急食不下動氣更劇雖有身熱臥則欲踡是下之而動肝氣者也動氣在上不可發汗汗則氣上衝正在心端是發汗而動心氣者也動氣在上不可下下之則掌握熱煩身上浮冷熱汗自泄欲得水自灌是下之而動心氣者也動氣在右不可發汗汗則衄而渴心苦

煩飲即吐水是發汗而動肺氣者也動氣在右不可下下之則津液内竭咽燥鼻乾頭眩心悸是下之而動肺氣者也動氣在下不可發汗汗則無汗心中大煩骨節苦痛目運惡寒食則反吐穀不得下是發汗而動腎氣者也動氣在下不可下下之則腹滿卒起頭眩食則下清穀心下痞是下之而動腎氣者也且脾内證當臍有動氣經特曰臍之四傍動氣不可汗下獨不言脾候當臍有動氣者以脾者中州爲胃以行津液發汗吐下耗損津液必先動脾其餘四藏動氣發動妄有汗下猶先動脾況脾家發動氣者詎可

動之耶所以特不言之也傷寒所以看外證爲當者
蓋不在脉之可見必待問之可得者發汗吐下務要
審諦舉此動氣類可知矣

自利第四十三

傷寒自利何以明之自利者有不經攻下自然溏瀉
者謂之自利也傷寒自利多種須知冷熱虚實消息
投湯無致失差雜病自利多責爲寒傷寒下利多由
協熱其與雜病有以異也表邪傳裏裏虚協熱則利
不應下而便攻之内虚協熱遂利是皆協熱也又合
病家皆作自利太陽與陽明合病必是下利葛根湯

主之太陽與少陽合病必自下利黃芩湯主之陽明與少陽合病必自下利大承氣湯主之三者皆合病下利一者發表一者攻裏一者和解所以不同者蓋六經以太陽陽明爲表少陽太陰爲在半表半裏少陰厥陰爲在裏太陽陽明合病爲在表者也雖曰下利必發散經中邪氣而後已故與葛根湯以汗之太陽與少陽合病爲在半表半裏者也雖曰下利必和解表裏之邪而後已故與黃芩湯以散之陽明少陽合病爲少陽邪氣入府者也雖曰下利必逐去胃中之實而後已故與承氣湯以下之是三者所以有異

也下利家何以明其寒熱耶且自利不渴屬太陰以其藏寒故也下利欲飲水者以有熱也故大便溏小便自可者此爲有熱自利小便色白者少陰病形悉具此爲有寒惡寒脉微自利清穀此爲有寒發熱後重泄色黃赤此爲有熱皆可理其寒熱也凡腹中痛轉氣下趣少腹者此欲自利也自利家身涼脉小爲順身熱脉大爲逆少陰病脉緊下利脉暴微手足反温脉緊反去者此爲欲解下利脉大者爲未止脉微弱數者爲欲自止雖發熱不死是知下利脉大爲逆而脉小爲順也自利宜若可温理中白通諸四逆輩

皆温藏止利之劑又有腸胃有積結與下焦客邪皆
温劑不能止之必也或攻泄之或分利之而後已經
曰理中者理中焦此利在下焦宜赤石脂禹餘粮湯
復不止當利其小便是利在下焦滲泄而分利者也
少陰病自利清水色純青心下必痛口乾燥與下利
三部皆平按之心下鞕或脉沉而滑或不欲食而譫
語或差後至年月日復發此數者皆腸胃有積結而
須攻泄者也內經有曰大熱內結注泄不止熱宜寒
療結伏須除以寒下之結散利止大寒凝內久利泄
溏愈而復發綿歷歲年以熱下之寒去利止謂之通

因通用下利雖有表證又不可發汗以下利爲邪氣内攻走津液而胃虛也故經曰下利不可攻其表汗出必脹滿者是矣大抵下利脫氣至急五奪之中此爲甚者其或邪盛正虛邪擁正氣下脫多下利而死何以言之經曰下利日十餘行脉反實者死發熱下利至甚厥不止者死直視讝語下利者死下利手足厥冷無脉者灸之不温脉不還死少陰病自利復煩躁不得臥寐者死此數者皆邪擁正氣下脫而死者也金匱要略曰六府氣絶於外者手足寒五藏氣絶於内者利下不禁嗚呼疾成而後藥雖神醫不可爲

已氣既脫矣孰能治之

筋惕肉瞤第四十四

傷寒筋惕肉瞤何以明之傷寒頭痛身疼惡寒發熱者必然之證也其於筋惕肉瞤非常常有之者必待發汗過多亡陽則有之矣内經曰陽氣者精則養神柔則養筋發汗過多津液枯少陽氣太虚筋肉失所養故惕惕然而跳瞤瞤然而動也太陽病脉微弱汗出惡風者不可服大青龍湯服之則厥逆筋惕肉瞤此爲逆也太陽病發汗汗出不解其人仍發熱頭眩身瞤動振振欲擗地者眞武湯主之動氣在左不可

發汗發汗則頭眩汗出不止筋惕肉瞤即是觀之筋惕肉瞤由發汗多亡陽陽虛可見矣茲雖逆也止於發汗亡陽而表虛治以溫經益陽則可矣或因吐下發汗後表裏俱虛而有此狀者又非若但發汗後所可同也經曰傷寒吐下後發汗虛煩脉甚微八九日心下痞脇痛氣上衝咽喉眩冒筋脉動惕者久而成痿此爲逆之甚者也太陽病發汗復下之後表裏俱虛復加燒針因胷煩面色黃膚瞤者難治茲爲逆之甚者也發汗吐下庸可忽諸

熱入血室第四十五

傷寒熱入血室何以明之室者屋室也謂可以停止之處人身之血室者榮血停止之所經脉留會之處即衝脉是也衝脉者奇經八脉之一脉也起於腎下出於氣衝並足陽明經夾臍上行至胷中而散爲十二經脉之海王冰曰衝爲血海言諸經之血朝會於此男子則運行之女子則上爲乳汁下爲月水内經曰任脉通衝脉盛月事以時下者是也王冰曰陰靜海滿而去血謂衝脉盛爲海滿也即是觀之衝是血室可知矣傷寒之邪婦人則隨經而入男子由陽明而傳以衝之脉與少陰之絡起於腎女子感邪太陽

隨經便得而入衝之經並足陽明男子陽明內熱方得而入也衝之得熱血必安行在男子則下血譫語在婦人則月水適來陽明病下血譫語此爲熱入血室者斯蓋言男子不止謂婦人而言也婦人傷寒經水適來與經水適斷者皆以經氣素虛宮室不闢邪得乘虛而入針經有言曰邪氣不得其虛不能獨傷人者是矣婦人熱入血室有須治而愈者有不須治而愈者又各不同也婦人中風發熱惡寒經水適來得之七八日熱除而脉遲身涼和胷脇下滿如結胷狀譫語者此爲熱入血室當刺期門隨其實而瀉之

與其婦人中風七八日續得寒熱發作有時經水適斷者此爲熱入血室其血必結故使如瘧狀發作有時小柴胡湯主之二者是須治而愈者也婦人傷寒發熱經水適來晝則明了暮則讝語如見鬼狀者此爲熱入血室無犯胃氣及上二焦必自愈是不須治而愈者也讝語爲病邪之甚者何不須治而愈耶且胷脇滿如結胷讝語是邪氣留結於胷脇而不去者必刺期門隨其實而瀉之寒熱如瘧發作有時者是血結而不行者須小柴胡湯散之二者既有留邪必須治之可也若發熱經水適來晝日明了暮則讝語

此則經水既來以裏無留邪但不安犯熱隨血散必自愈經曰血自下下者愈故無犯胃氣及上二焦必自愈所謂妄犯者謂恐以譫語爲陽明內實攻之犯其胃氣也此無胷脇之邪恐刺期門犯其中焦也此無血結恐與小柴胡湯犯其上焦也小柴胡湯解散則動衛氣衛出上焦動衛氣是犯上焦也刺期門則動榮氣榮出中焦動榮氣是犯中焦也脉經有曰無犯胃氣及上二焦豈謂藥不謂針耶此其是歟

發黃第四十六

傷寒發黃何以明之經曰濕熱相交民當病癉癉者

黃也單陽而無陰者也傷寒至於發黃爲疾之甚也濕也熱也甚者則發黃內熱已盛復被火者亦發黃也邪風被火熱兩陽相熏灼其身必發黃陽明病被火額上汗出而小便不利者必發黃是由內有熱而被火致發黃者也陽明病無汗小便不利心中懊憹者必發黃是由陽明熱盛致發黃者傷寒發汗已身目爲黃所以然者寒濕在裏不解故也以爲不可下也於寒濕中求之是由寒濕致發黃也濕亦令黃也熱亦令黃也其能辨之乎二者非止根本來有異而色澤亦自不同濕家之黃也黃身（一作其身）如似熏黃雖

黃而色暗不明也至於熱盛之黃也必身黃如橘子色甚者勃勃出染著衣正黃如蘗是其正黃色也由是觀之濕之與熱豈不異矣（一作乎）大抵黃家屬太陰太陰者脾之經也脾者土黃土色也脾經爲濕熱蒸之則色見於外必發身黃經曰傷寒脉浮緩手足自温者是爲繫在太陰太陰當發身黃者是矣熱雖内盛若已自汗出小便利者則不能發黃必也頭汗出身無汗劑頸而還小便不利渴引水漿此爲瘀熱在裏身必發黃黃家爲熱盛而治法亦自有殊傷寒八九（一作七八）日身黃如橘子色小便不利少腹（一作腹微）滿者

茵陳蒿湯主之此欲泄滌其熱也傷寒身黃發熱者梔子蘗皮湯主之此欲解散其熱也傷寒瘀熱在裏身必發黃麻黃連翹赤小豆湯主之此欲解散其熱也此數者泄滌解散乃爲之不同亦皆析火徹熱之劑也一或身黃脉沉結少腹鞕而小便自利其人如狂者又爲畜血在下焦使之黃也必須抵當湯下之而愈黃家既是病之已極是以有不治之者多矣非止寸口近掌無脉鼻氣出冷爲不治之疾又若形體如煙熏直視摇頭者是爲心絶環口黧黑柔汗發黃是爲脾絶皆不治之診證一作醫者更詳視之

發狂第四十七

傷寒發狂何以明之狂獝玃挺趯其不寧也難經曰狂之始發也少臥不饑而自高賢也自辨（一作辯）智也自貴倨也妄笑好歌樂也妄行走不休也狂家所起皆陽盛致然内經曰陰不勝其陽脉留薄疾并乃狂也又曰邪入於陽則狂邪入於陰則瘖難經曰重陽者狂重陰者癲脉經曰陰附陽則狂陽附陰則癲病源曰陽邪併於陽則狂陰邪併於陰則癲即諸經之狂爲陽盛也明矣又陽明之病惡人與火聞木音則惕然而驚心欲動獨閉户牖而處甚則欲上高而歌

棄衣而走踰垣上屋其所上之處皆非素能者是謂陽邪併於陽明也傷寒熱毒在胃併於心藏使神不寧而志不定遂發狂也傷寒至於發狂爲邪熱至極也非大吐下則不能已又有熱在下焦其人如狂者經曰熱入膀胱其人如狂謂之如狂則未至於狂但臥起不安爾其或狂言目反直視又爲腎之絕汗出輒復熱狂言不能食又爲失志死若此則殆非藥石之所及是爲眞病焉

霍亂第四十八

傷寒霍亂何以明之上吐而下利揮霍而撩亂是也

邪在上焦者但吐而不利邪在下焦者但利而不吐若邪在中焦胃氣不治爲邪所傷使陰陽乖隔遂上吐而下利若止嘔吐而利經止謂之吐利必也上吐下利躁擾煩亂乃謂之霍亂其與但稱吐利者有以異也傷寒吐利者邪氣所傷霍亂吐利者飲食所傷也其有兼傷寒之邪内外不和者加之頭痛發熱而吐利也經曰病發熱頭痛身疼惡寒吐利者此屬何病荅曰此名霍亂霍亂自吐下又利止復更發熱也是霍亂兼傷寒者也霍亂者頭痛發熱熱多欲飲水者五苓散主之寒多不用水者理中圓主之以其中

焦失治陰陽乖隔必有偏之者偏陽則多熱偏陰則多寒許仁則曰病有乾霍亂有濕霍亂乾霍亂死者多濕霍亂死者少蓋吐利則所傷之物得以出泄雖霍亂甚則止於胃中水穀泄盡則止矣所以死者少及其乾霍亂而死多者以其上不得吐下不得利則所傷之物不得出泄擁閉正氣關（一作乖）隔陰陽煩擾悶亂躁無所安喘脹乾霍亂而死嗚呼食飲有節起居有常者豈得致霍亂耶飲食自倍腸胃乃傷喪身之由實自致爾

畜血第四十九

傷寒畜血何以明之畜血者血在下焦結聚而不行畜積而不散者是也血菀於上而吐血者謂之薄厥留於下而瘀者謂之畜血此由太陽隨經瘀熱在裏血爲熱所摶結而不行畜於下焦之所致經曰太陽病六七一作七八日表證仍在脉微而沉反不結胷其人如狂者以熱在下焦少腹當鞕滿小便自利者下血乃愈抵當湯主之者是也大抵看傷寒必先觀兩目次看口舌然後自心下至少腹以手攝按之覺有滿鞕者則當審而治之如少腹覺有鞕滿便當問其小便若小便不利者則是津液留結可利小便若小便

自利者則是畜血之證可下瘀血經曰傷寒有熱少腹滿應小便不利今反利者爲有血也又曰太陽病身黄脉沉結少腹鞕小便不利者爲無血也小便自利其人如狂者血證諦也皆須抵當圓（一作湯）下之愈陽明病其人喜忘屎雖鞕大便反易其色必黑亦是畜血之證畜血於下所以如狂者經謂熱結膀胱其人如狂者是也血瘀於下所以喜忘者内經曰血并於下亂而喜忘者是也二者若有其一則爲畜血證明矣畜血之證又有輕重焉如狂也喜忘也皆畜血之甚者須抵當湯圓以下之如外已解但少腹急結

者則爲畜血之輕也須桃仁承氣湯以利之醫之妙者何也在乎識形證明脉息曉虛實知傳變其於形證之明者衆人所共識又何以見其妙必也形證之參差衆人所未識獨先識之乃所以爲妙且如病人無表裏證發熱七八日雖脉浮數者可下之假令已下脉數不解合熱則消穀善飢至六七日不大便者此有瘀血抵當湯主之當不大便六七日之際又無喜忘如狂之證亦無少腹鞕滿之候當是之時與承氣湯下者多矣獨能處以抵當湯下之者是爲醫之妙者也若是者何以知其有畜血也且脉浮而數浮則

傷氣數則傷血熱客於氣則脉浮熱客於血則脉數因下之後浮數俱去則已若下之後數去其脉但浮者則榮血間熱去而衛氣間熱在矣爲邪氣獨留心中則飢邪熱不殺穀潮熱發渴也及下之後浮脉去而數不解者則衛氣間熱去而榮血間熱在矣熱氣合并血乃下行胃虛協熱消穀善飢血至下焦若下不止則血得以出泄必便膿血也若不大便六七日則血不得出泄必畜在下焦爲瘀血是須抵當湯下之此實疾證之奇異醫法之玄微能審諸此者眞妙醫也

勞復第五十

傷寒勞復何以明之勞爲勞動之勞復爲再發也是傷寒差後因勞動再發者是也傷寒新差後血氣未平餘熱未盡勞動其熱熱氣還經絡遂復發也此有二種一者因勞動外傷二者因飲食内傷其勞動外傷者非止強力搖體持重遠行之勞至於梳頭洗面則動氣憂悲思慮則勞神皆能復也況其過用者乎其飲食内傷者爲多食則遺食肉則復者也内經曰熱病已愈而時有遺者何也以熱甚而強食之病已衰而熱有所藏因其穀氣留薄兩陽相合故有所遺

經曰病已差尚微煩設不了了者以新虛不勝穀氣故令微煩損穀則愈夫傷寒邪氣之傳自表至裏有次第焉發汗吐下自輕至重有等差焉及其勞復則不然見其邪氣之復來也必迎奪之不待其傳也經曰大病差後勞復者枳實梔子豉湯主之若有宿食加大黃且枳實梔子豉湯則吐之豈待虛煩懊憹之證加大黃則下之豈待腹滿譫語之候經曰傷寒差後更發熱者小柴胡湯主之脉浮以汗解之脉沉實者以下之亦是便要析其邪也蓋傷寒之邪自外入也勞復之邪自内發也發汗吐下隨宜施用焉嗚呼

勞復也食復也諸勞皆可及御内則死矣若男女相易則爲陰陽易其不易自病者謂之女勞復以其内損眞氣外動邪熱眞虛邪盛則不可治矣昔督郵顧子獻不以華佗之診爲信臨死致有出舌數寸之驗由此觀之豈不與後人爲鑒誡

傷寒明理論第三

傷寒明理方論

桂枝湯方

經曰桂枝本爲解肌若其人脉浮緊發熱汗不出者不可與之常須識此勿令誤也蓋桂枝湯本專主太陽中風其於腠理緻密榮衛邪實津液禁固寒邪所勝者則桂枝湯不能發散必也皮膚踈湊又自汗風邪干於衛氣者乃可投之也仲景以解肌爲輕以發汗爲重是以發汗吐下後身疼不休者必與桂枝湯而不與麻黄湯者以麻黄湯專於發汗其發汗吐下後津液内耗雖有表邪而止可解肌故須桂枝湯小

和之也桂味辛熱用以爲君必謂桂猶圭也宣導諸藥爲之先聘是猶辛甘發散爲陽之意蓋發散風邪必以辛爲主故桂枝所以爲君也芍藥味苦酸微寒甘草味甘平二物用以爲臣佐者内經所謂風淫所勝平以辛佐以苦以甘緩之以酸收之是以芍藥爲臣而甘草爲佐也生薑味辛温大棗味甘温二物爲使者内經所謂風淫於内以甘緩之以辛散之是以薑棗爲使者也薑棗味辛甘固能發散而此又不特專於發散之用以脾主爲胃行其津液薑棗之用專行脾之津液而和榮衛者也麻黄湯所以不用薑棗

者謂專於發汗則不待行化而津液得通矣用諸方
者請熟究之

桂枝 君三兩去皮　芍藥 臣佐三兩　甘草 臣佐二兩炙

生薑 使三兩切　大棗 使十二枚擘

右五味㕮咀三味以水七升微火煮取三升
去滓適寒溫服一升服已須臾歠熱稀粥一
升餘以助藥力溫覆令一時許遍身漐漐微
似有汗者益佳不可令如水流漓病必不除
若一服汗出病差停後服不必盡劑若不汗
更服依前法又不汗後服小促其間半日許

令三服盡若病重者一日一夜服周時觀之服一劑盡病證猶在者更作服若汗不出乃服至二三劑禁生冷粘滑肉麪五辛酒酪臭惡等物

麻黃湯方

本草有曰輕可去實即麻黃葛根之屬是也實爲寒邪在表皮腠堅實榮衛勝津液内固之表實非腹滿便難之内實也聖濟經曰汗不出而腠密邪氣勝而中蘊輕劑所以揚之即麻黃葛根之輕劑耳麻黃味甘苦用以爲君者以麻黃爲輕劑而專主發散是以

爲君也桂枝爲臣者以風邪在表又緩而膚理疎者則必以桂枝解其肌是用桂枝爲臣寒邪在經表實而腠密者則非桂枝所能獨散必專麻黃以發汗是當麻黃爲主故麻黃爲君而桂枝所以爲臣也内經曰寒淫於内治以甘熱佐以辛苦者茲是類歟甘草味甘平杏仁味甘苦温用以爲佐使者内經曰肝苦急急食甘以緩之肝者榮之主也傷寒榮勝衛固血脉不利是專味甘之物以緩之故以甘草杏仁爲之佐使且桂枝湯主中風風則傷衛風邪併於衛則衛實而榮弱仲景所謂汗出惡風者此爲榮弱衛強者

是矣故桂枝湯佐以芍藥用和榮也麻黃湯主傷寒寒則傷榮寒邪併於榮則榮實而衛虛內經所謂氣之所并爲血虛血之所併爲氣虛者是矣故麻黃佐以杏仁用利氣也若是之論實處方之妙理制劑之淵微該通君子熟明察之乃見功焉

麻黃 君三兩去節　桂枝 臣二兩去皮　甘草 佐使一兩炙

杏仁 佐使七十枚去皮尖

右四味以水九升先煑麻黃減二升去上沫內諸藥煑取二升半去滓溫服八合覆取微似汗不須啜粥餘如桂枝法將息

大青龍湯

青龍東方甲乙木神也應春而主肝專發生之令爲敷榮之主萬物出甲開甲則有兩歧肝有兩葉以應木葉所以謂之青龍者以發散榮衛兩傷之邪是應肝木之體耳桂枝湯主中風麻黃湯主傷寒二者發散之純者也及乎大青龍湯則不然雖爲發汗之劑而所主又不一必也中風脉浮緊爲中風見寒脉是風寒兩傷也傷寒脉浮緩爲傷寒見風脉是風寒兩傷也風兼寒寒兼風乃大青龍湯專主之也見茲脉證雖欲與桂枝湯解肌以祛風而不能已其寒則病

不去或欲以麻黃湯發汗以散寒而不能去其風則病仍在茲仲景所以特處大青龍湯以兩解之麻黃味甘溫桂枝味辛熱寒則傷榮必以甘緩之風則傷衛必以辛散之此風寒兩傷榮衛俱病故以甘辛相合而爲發散之劑表虛膚緩者則以桂枝爲主此以表實腠理密則以麻黃爲主是先麻黃後桂枝茲麻黃爲君桂枝爲臣也甘草味甘平杏仁味甘苦苦甘爲助佐麻黃以發表大棗味甘溫生薑味辛溫辛甘相合佐桂枝以解肌石膏味甘辛微寒風陽邪也寒陰邪也風則傷陽寒則傷陰榮衛陰陽爲風寒兩傷

則非輕劑所能獨散也必須輕重之劑以同散之乃得陰陽之邪俱已榮衛之氣俱和是以石膏爲使石膏爲重劑而又專達肌表者也大青龍湯發汗之重劑也非桂枝湯之所同用之稍過則又有亡陽之失經曰若脉微弱汗出惡風者不可服服之則厥逆筋惕肉瞤此爲逆也又曰一服汗者停後服若復服汗多亡陽遂虛惡風煩躁不得眠也即此觀之劑之輕重可見矣其用湯者宜詳審之

麻黄君六兩去節　桂枝臣二兩去皮　甘草佐一兩炙

杏仁佐四十枚去皮尖　生薑佐三兩切　大棗佐十枚擘

石膏使如鷄子大碎

右七味以水九升先煮麻黃減二升去上沫内諸藥煮取三升去滓温服一升取微似汗汗出多者温粉粉之一服汗者停後服若復服汗多亡陽遂虚一作逆惡風煩躁不得眠也

又温粉方

白术　藁本　川芎

白芷各等分

右擣羅爲細末每末一兩入米粉三兩和令匀粉撲周身止汗無藁本亦得

小青龍湯方

青龍象肝木之兩歧而主兩傷之疾中風見寒脉傷寒見風脉則爲榮衛之兩傷故以青龍湯主之傷寒表不解則麻黃湯可以發中風表不解則桂枝可以散惟其表且不解而又加之心下有水氣則非麻黃湯所能發桂枝湯所能散乃須小青龍湯始可袪除表裏之邪氣爾麻黃味甘辛溫爲發散之主表不解應發散之則以麻黃爲君桂味辛熱甘草味甘平甘辛爲陽佐麻黃表散之用二者所以爲臣芍藥味酸微寒五味子味酸溫二者所以爲佐者寒飲傷肺咳

逆而喘則肺氣逆內經曰肺欲收急食酸以收之故用芍藥五味子爲佐以收逆氣乾薑味辛熱細辛味辛熱半夏味辛微溫三者所以爲使者心下有水津液不行則腎氣燥內經曰腎苦燥急食辛以潤之是以乾薑細辛半夏爲使以散寒水逆氣收寒水散津液通行汗出而解矣心下有水氣散行則傳不一故又增損之證若渴者去半夏加栝樓根水蓄則津液不行氣燥而渴半夏味辛溫燥津液者也去之則津液易復栝樓根味苦微寒潤枯燥者也加之則津液通行是爲渴所宜也若微利去麻黃加芫花水氣下

行漬入腸間則爲利下利者不可攻其表汗出必脹滿麻黃專爲表散非下利所宜故去之芫花味苦寒酸苦爲湧泄之劑水去利則止芫花下水故加之若噎者去麻黃加附子經曰水得寒氣冷必相搏其人即噎又曰病人有寒復發汗胃中冷必吐蚘噎爲胃氣虚竭麻黃發汗非胃虚冷所宜故去之附子辛熱熱則温其氣辛則散其寒而噎者爲當兩相佐之是以祛散冷寒之氣若小便不利少腹滿去麻黃加茯苓水畜在下焦不行爲小便不利少腹滿凡邪客於體者在外者可汗之在内者可下之在上者可湧之

在下者可泄之水畜下焦滲泄可也發汗則非所當故去麻黃而茯苓味甘淡專行津液内經曰濕淫於内以淡滲之滲溺行水甘淡爲所宜故加茯苓若喘者去麻黃加杏仁喘爲氣逆麻黃發陽去之則氣易順杏仁味甘苦温加之以泄逆氣金匱要略曰其形腫者故不内麻黃乃内杏子以麻黃發其陽故喘逆形腫標本之疾加減所同蓋其類矣

麻黃君三兩去節　甘草臣三兩炙　桂枝臣三兩去皮

芍藥佐三兩　五味子佐半升　細辛使三兩

乾薑使三兩　半夏使半升洗

右八味以水一㪷先煑麻黄減二升去上沫
内諸藥煑取三升去滓温服一升

大承氣湯方

承順也傷寒邪氣入胃者謂之入府府之爲言聚也胃爲水穀之海榮衛之源水穀會聚於胃變化而爲榮衛邪氣入於胃也胃中氣鬱滯糟粕祕結壅而爲實是正氣不得舒順也本草曰通可去滯泄可去閉塞而不利閉而不通以湯蕩滌使塞者利而閉者通正氣得以舒順是以承氣名之王冰曰宜下必以苦宜補必以酸言酸收而苦泄也枳實味苦寒潰堅破

結則以苦寒爲之主是以枳實爲君厚朴味苦温内經曰燥淫於内治以苦温泄滿除燥則以苦温爲輔是以厚朴爲臣芒硝味鹹寒内經曰熱淫於内治以鹹寒人傷於寒則爲病熱熱氣聚於胃則謂之實鹹寒之物以除消熱實故以芒硝爲佐大黄味苦寒内經曰燥淫所勝以苦下之熱氣内勝則津液消而腸胃燥苦寒之物以蕩滌燥熱故以大黄爲使是以大黄有將軍之號也承氣湯下藥也用之尤宜審焉審知大滿大實堅有燥屎乃可投之也如非大滿則猶生寒熱而病不除況無滿實者而結胸痞氣之屬由

是而生矣是以脉經有曰傷寒有承氣之戒古人亦特謹之

枳實君炙五枚　厚朴臣半斤炙去皮　芒硝佐三合

大黃使四兩酒洗

右四味以水一㪷先煑二物取五升去滓内大黃更煑取二升去滓内芒硝更上微火一两沸分温再服得下餘勿服

大柴胡湯

虚者補之實者瀉之此言所共知至如峻緩輕重之劑則又臨時消息焉大滿大實堅有燥屎非駛劑則

不能泄大小承氣湯峻所以泄堅滿者也如不至大堅滿邪熱甚而須攻下者又非承氣湯之可投必也輕緩之劑攻之大柴胡湯緩用以逐邪熱也經曰傷寒發熱七八日雖脉浮數者可下之宜大柴胡湯又曰太陽病過經十餘日反二三下之後四五日柴胡證仍在者先與小柴胡嘔不止心下急鬱鬱微煩者爲未解也可大柴胡下之則愈是知大柴胡爲下劑之緩也柴胡味苦平微寒傷寒至於可下則爲熱氣有餘應火而歸心苦先入心折熱之劑必以苦爲主故以柴胡爲君黄芩味苦寒王冰曰大熱之氣寒以

取之推除邪熱必以寒爲助故以黃芩爲臣芍藥味酸苦微寒枳實味苦寒内經曰酸苦涌泄爲陰泄實折熱必以酸苦故以枳實芍藥爲佐半夏味辛温生薑味辛温大棗味甘温辛者散也散逆氣者必以辛甘者緩也緩正氣者必以甘故半夏生薑大棗爲之使也一方加大黃以大黃有將軍之號而功專於蕩滌不加大黃恐難攻下必應以大黃爲使也用湯者審而行之則十全之功可得矣

柴胡君半斤　黃芩臣三兩　枳實佐四枚炙

芍藥佐三兩　生薑使五兩切　半夏使半升洗

大棗使擘十二枚

右件七味以水一㪷二升煑取六升去滓再煎温服一升日三服一方加大黃二兩若不加恐不名大柴胡湯

小柴胡湯方

傷寒邪氣在表者必漬形以爲汗邪氣在裏者必蕩滌以取利其於不外不內半表半裏又非發汗之所宜又非吐下之所對是當和解則可矣小柴胡爲和解表裏之劑也柴胡味苦平微寒黃芩味苦寒內經曰熱淫於內以苦發之邪在半表半裏則半成熱矣

熱氣內傳之不可則迎而奪之必先散熱是以苦寒爲主故以柴胡爲君黄芩爲臣以成徹熱發表之劑人參味甘平邪氣傳裏則裏氣不治甘以緩之是以甘物爲之助故用人參甘草爲佐以扶正氣而復之也半夏味辛微温邪初入裏則裏氣逆辛以散之是以辛物爲之助故用半夏爲佐以順逆氣而散邪也裏氣平正則邪氣不得深入是以三味佐柴胡以和裏生薑味辛温大棗味甘温內經曰辛甘發散爲陽表邪未已迤邐內傳既未作實宜當兩解其在外者必以辛甘之物發散故生薑大棗爲使輔柴胡以和

表七物相合兩解之劑當矣邪氣自表未斂爲實乘虚而湊則所傳不一故有增損以禦之胸中煩而不嘔去半夏人參加栝樓實煩者熱也嘔者氣逆也胸中煩而不嘔則熱聚而氣不逆邪氣欲漸成實也人參味甘爲補劑去之使不助熱也半夏味辛爲散劑去之以無逆氣也栝樓實味苦寒除熱必以寒泄熱必以苦加栝樓實以通胸中鬱熱若渴者去半夏加人參栝樓根津液不足則渴半夏味辛性燥滲津液物也去之則津液易復人參味甘而潤栝樓根味苦而堅堅潤相合津液生而渴自已若腹中痛者去黃芩

加芍藥宜通而塞爲痛邪氣入裏裏氣不足寒氣壅之則腹中痛黄芩苦寒苦性堅而寒中去之則中氣易和芍藥味酸苦微寒酸性泄而利中加之則裏氣得通而痛自已若脇下痞鞕去大棗加牡蠣内經曰甘者令人中滿大棗甘温去之則鞕浸散鹹以耎之牡蠣味酸鹹寒加之則痞者消而鞕者耎若心下悸小便不利者去黄芩加茯苓心下悸小便不利水畜而不行也内經曰腎欲堅急食苦以堅之堅腎則水益堅黄芩苦寒去之則畜水浸行内經曰淡味滲泄爲陽茯苓甘淡加之則津液通流若不渴外有微熱

去人参加桂不渴則津液足去人參以人參為主内之物也外有微熱則表證多加桂以取汗發散表邪也若欬者去人參大棗生薑加五味子乾薑肺氣逆則欬甘補中則氣愈逆故去人參大棗之甘五味子酸温肺欲收急食酸以收之氣逆不收故加五味子之酸生薑乾薑一物也生者温而乾者熱寒氣内淫則散以辛熱蓋諸欬皆本於寒故易生薑以乾薑是相假之以正温熱之功識諸此者小小變通觸類而長焉

柴胡 君半斤　黄芩 臣三兩　人參 佐三兩

甘草佐三兩炙　半夏佐半升洗　生薑使三兩切

大棗使十二枚擘

右七味以水一斗二升煮取六升去滓再煎取三升温服一升日三服

梔子豉湯方

内經曰其高者因而越之其下者引而竭之中滿者瀉之於内其有邪者漬形以爲汗其在皮者汗而發之治傷寒之妙雖有變通終不越此數法也傷寒邪氣自表而傳裏留於胷中爲邪在高分則可吐之是越之之法也所吐之證亦自不同如不經汗下邪氣

蘊鬱於膈則謂之膈實應以苽蔕散吐之瓜蔕散吐
胸中實邪者也若發汗吐下後邪氣乘虛留於胷中
則謂之虛煩應以梔子豉湯吐之梔子豉湯吐胸中
虛煩者也梔子味苦寒内經曰酸苦湧泄爲陰湧者
吐之也湧吐虛煩必以苦爲主是以梔子爲君煩爲
熱勝也湧熱者必以苦勝熱者必以寒香豉味苦寒
助梔子以吐虛煩是以香豉爲臣内經曰氣有高下
病有遠近證有中外治有輕重適其所以爲治依而
行之所謂良矣

梔子 君 十四枚擘　香豉 臣 四合綿裹

右二味以水四升煑梔子取二升半去滓内
豉更煑取一升半去滓分二服溫進一服得
快吐者止後服

苽蔕散

華陀曰四日在胸則可吐之此迎而奪之之法也千
金方曰氣浮上部塡塞心胸胸中滿者吐之則愈此
隨證治之之法也大約傷寒四五日邪氣客於胸中
之時也加之胸中煩滿氣上衝咽喉不得息者則爲
吐證具乃可投諸吐藥而萬全之功有之矣苽蔕味
苦寒内經曰濕氣在上以苦吐之寒濕之氣留於胷

中以苦爲主是以苽蔕爲君赤小豆味酸濕内經曰酸苦湧泄爲陰分湧膈實必以酸爲助是以赤小豆爲臣香豉味苦寒苦以湧泄寒以勝熱去上膈之熱必以苦寒爲輔是以香豉爲使酸苦相合則胸中痰熱湧吐而出矣其於亡血虛家所以不可與者以苽蔕散爲駛劑重亡津液之藥亡血虛家補養則可更亡津液必不可全用藥君子必詳究焉

苽蔕 君一分 熬黃　赤小豆 臣一分

右二味各別擣篩爲散已合治之取一錢匕以香豉一合用熱湯七合煮作稀糜去滓取

汁和散温頓服之不吐者少少加得快吐乃

止諸亡血虚家不可與苽蒂散

大陷胸湯方

結胷由邪在胸中處身之高分邪結於是宜若可吐然所謂結者若繫結之結不能分解者也諸陽受氣於胸中邪氣與陽氣相結不能分解氣不通壅於心下爲鞕爲痛是邪正因結於胷中非虚煩膈實之所同是須攻下之物可理低者舉之高者陷之以平爲正結胷爲高邪陷下以平之故治結胷曰陷胷湯甘遂味苦寒苦性泄寒勝熱雖曰泄熱而甘遂又若夫

間之遂直達之氣陷胸破結非直達者不能透是以甘遂爲君芒硝味醎寒內經曰鹹味下泄爲陰又曰醎以耎之氣堅者以鹹耎之熱勝者以寒消之是以芒硝爲臣大黃味苦寒將軍也蕩滌邪寇除去不平將軍之功也陷胷滌熱是以大黃爲使利藥之中此爲駃劑傷寒　惡結胷爲甚非此湯則不能通利之劑大而數少取其迅疾分解結邪此奇方之制也黃帝鍼經曰結雖大猶可解也在傷寒之結又不能久非陷胸湯孰可解之矣

甘遂君一錢匕　芒硝臣一升　大黃使六兩去皮

右三味以水六升先煑大黃取二升去滓内
芒硝煑一兩沸内甘遂末温服一升得快利
止後服

半夏瀉心湯方
凡陷胷湯攻結也瀉心湯攻痞也氣結而不散壅而
不通爲結胸陷胷湯爲直達之劑塞而不通否而不
分爲痞瀉心湯爲分解之劑所以謂之瀉心者謂瀉
心下之邪也痞與結胷有高下焉結胸者邪結在胸
中故治結胸曰陷胸湯痞者留邪在心下故治痞曰
瀉心湯黃連味苦寒黃芩味苦寒内經曰苦先入心

以苦泄之瀉心者必以苦爲主是以黃連爲君黃芩爲臣以降陽而升陰也半夏味辛温乾薑味辛熱内經曰辛走氣辛以散之散痞者必以辛爲助故以半夏乾薑爲佐以分陰而行陽也甘草味甘平大棗味甘温人參味甘温陰陽不交曰痞上下不通爲滿欲通上下交陰陽必和其中所謂中者脾胃是也脾不足者以甘補之故用人參甘草大棗爲使以補脾而和中中氣得和上下得通陰陽得分水升火降則痞消熱已而大汗解矣

黃連君一兩　黃芩臣三兩　半夏佐半升洗

乾薑佐三兩　人參使三兩　甘草使三兩炙

大棗使十二枚擘

右七味以水一㪷煮取六升去滓再煎取三升温服一升日三服

茵蔯蒿湯方

王冰曰小熱之氣凉以和之大熱之氣寒以取之發黄者熱之極也非大寒之劑則不能徹其熱茵蔯蒿味苦寒酸苦湧泄爲陰酸以湧之苦以泄之泄甚熱者必以苦爲主故以茵蔯蒿爲君心法南方火而主熱梔子味苦寒苦入心而寒勝熱大熱之氣必以苦

寒之物勝之曰以梔子爲臣大黄味苦寒宜補必以酸宜下必以苦蕩滌邪熱必假將軍攻之故以大黄爲使苦寒相近雖甚熱大毒必袪除分泄前後復得利而解矣

茵蔯蒿君六兩　梔子臣十四枚擘　大黄使二兩去皮

右三味以水一斗二升先煮茵蔯蒿減六升內二味煮取三升去滓分三服小便當利尿如皂莢汁狀色正赤一宿腹減則黄從小便去也

白虎湯方

白虎西方金神也應秋而歸肺熱甚於內者以寒下之熱甚於外者以涼解之其有中外俱熱內不得泄外不得發者非此湯則不能解之也夏熱秋涼暑暍之氣得秋而止秋之令曰處暑是湯以白虎名之謂能止熱也知母味苦寒內經曰熱淫所勝佐以苦甘又曰熱淫於內以苦發之欲徹表熱必苦爲主故以知母爲君石膏味甘微寒熱則傷氣寒以勝之甘以緩之熱勝其氣必以甘寒爲助是以石膏爲臣甘草味甘平粳米味甘平脾欲緩急食甘以緩之熱氣內餘消燥津液則脾氣燥必以甘平之物緩其中故以

甘草粳米爲之使是太陽中暍得此湯則頓除之即
熱見白虎而盡矣立秋後不可服以秋則陰氣半矣
白虎爲大寒劑秋王之時若不能食服之而爲噦逆
不能食成虛羸者多矣

知母君六兩　石膏臣一斤碎　甘草使二兩炙

粳米使六合

右四味以水一斗煮米熟湯成去滓溫服一

升日三服

五苓散方

苓令也號令之令矣通行津液尅伐腎邪專爲號令

者苓之功也五苓之中茯苓爲主故曰五苓散茯苓味甘平猪苓味甘平甘雖甘也終歸甘淡内經曰味淡滲泄爲陽利大便曰攻下利小便曰滲泄水飲内畜須當滲泄之必以甘淡爲主是以茯苓爲君猪苓爲臣白术味甘温脾惡濕水飲内畜則脾氣不治益脾勝濕必以甘爲助故以白术爲佐澤瀉味鹹寒内經曰鹹味下泄爲陰泄飲導溺必以鹹爲助故以澤瀉爲使桂味辛熱腎惡燥水畜不行則腎氣燥内經曰腎惡燥急食辛以潤之散濕潤燥可以桂枝爲使多飲煖水令汗出愈者以辛散水氣外泄是以汗潤

而解也

茯苓君十八銖　猪苓臣十八銖去皮　白朮佐十八銖

澤瀉使一兩六銖　桂枝使半兩去皮

右五味擣爲散以白飲和服方寸匕日三服

多飲煖水汗出愈如法將息

理中圓方

心肺在膈上爲陽腎肝在膈下爲陰此上下藏也脾胃應土處在中州在五藏曰孤藏居三焦曰中焦自三焦獨治在中一有不調此圓專治故名曰理中圓

人參味甘溫內經曰脾欲緩急食甘以緩之緩中益

脾必以甘爲主是以人參爲君白朮味甘溫内經曰脾惡濕甘勝濕溫中勝濕必以甘爲助是以白朮爲臣甘草味甘平内經曰五味所入甘先入脾脾不足者以甘補之補中助脾必先甘劑是以甘草爲佐乾姜味辛熱喜溫而惡寒者胃也胃寒則中焦不治内經曰寒淫所勝平以辛熱散寒溫胃必先辛劑是以乾姜爲使脾胃居中病則邪氣上下左右無病不知故又有諸加減焉若臍下築者腎氣動也去白朮加桂氣壅而不泄則築然動白朮味甘補氣去白朮則氣易散桂辛熱腎氣動者欲作奔豚也必服辛味以

散之故加桂以散腎氣經曰以辛入腎能泄奔豚氣故也吐多者去白朮加生姜氣上逆者則吐多朮甘而壅非氣逆者之所宜也千金方曰嘔家多服生薑此爲嘔家聖藥生薑辛散是於吐多者加之下多者還用朮氣泄而不收則下多朮甘壅補使正氣收而不泄也或曰濕勝則濡泄朮專除濕是於下多者加之悸者加茯苓飲聚則悸茯苓味甘滲泄伏水是所宜也渴欲得水者加朮津液不足則渴朮甘以補津液腹中痛者加人參虛則痛本草曰補可去弱即人參羊肉之屬是也寒多者加乾薑辛能散也腹滿者

去白术加附子内經曰甘者令人中滿术甘壅補於
腹滿家則去之附子味辛熱氣壅鬱腹爲之滿以熱
勝寒以辛散滿故加附子内經曰熱者寒之寒者熱
之此之謂也

人參君　白术臣　甘草佐炙

乾薑使各三兩

右四味擣篩蜜圓如鷄子黄許大以沸湯數
合和一圓研碎温服之日三四夜二服

四逆湯方

四逆者四肢逆而不温也四肢者諸陽之本陽氣不

足陰寒加之陽氣不相順接是致手足不溫而成四逆此湯申發陽氣却散陰寒溫經暖肌是以四逆名之甘草味甘平内經曰寒滛於内治以甘熱却陰扶陽必以甘爲主是以甘草爲君乾薑味辛熱内經曰寒滛所勝平以辛熱逐寒正氣必先辛熱是以乾薑爲臣附子味辛大熱内經曰辛以潤之開發腠理致津液通氣也暖肌溫經必憑大熱是以附子爲使此奇制之大劑也四逆屬少陰少陰者腎也腎肝位遠非大劑則不能達内經曰遠而奇耦制大其服此之謂也

甘草君二兩炙　乾薑臣一兩半　附子使一枚生用去皮八片

右三味以水三升煑取一升二合去滓分溫再服強人可大附子一枚乾薑三兩

眞武湯方

眞武北方水神也而屬腎用以治水焉水氣在心下外帶表而屬陽必應發散故治以眞武湯青龍湯主太陽病眞武湯主少陰病少陰腎水也此湯可以和之眞武之名得矣茯苓味甘平白朮味甘溫脾惡濕腹有水氣則脾不治脾欲緩急食甘以緩之滲水緩脾必以甘爲主故以茯苓爲君白朮爲臣芍藥味酸

微寒生薑味辛温内經曰濕淫所勝佐以酸辛除濕正氣是用芍藥生薑酸辛爲佐也附子味辛熱内經曰寒淫所勝平以辛熱温經散濕是以附子爲使也水氣内漬至於散則所行不一故有加減之方焉若欬者加五味子細辛乾薑欬者水寒射肺也肺氣逆者以酸收之五味子酸而收也肺惡寒以辛潤之細辛乾薑辛而潤也若小便利者去茯苓茯苓專滲泄也故若下利者去芍藥加乾薑酸之性泄去芍藥以酸泄也辛之性散加乾薑以散寒也嘔者去附子加生薑氣上逆則嘔附子補氣生薑散氣兩不相損氣

則順矣增損之功非大智孰能貫之

茯苓 君三兩　白术 臣二兩　芍藥 佐三兩

生薑 佐三兩切　附子 使一枚炮去皮臍破作八片

右五味以水八升煮取三升去滓温服七合

日三服

建中湯方

内經曰肝生於左肺藏於右心位在上腎處在下左右上下四藏居焉脾者土也應中央處四藏之中爲中州治中焦生育榮衛通行津液一有不調則榮衛失所育津液失所行必以此湯温建中藏是以建中

名焉膠飴味甘温甘草味甘平脾欲緩急食甘以緩之建脾者必以甘爲主故以膠飴爲君甘草爲臣桂辛熱辛散也潤也榮衛不足潤而散之芍藥味酸微寒酸收也泄也津液不逮收而行之是以桂芍藥爲佐生薑味辛温大棗味甘温胃者衛之源脾者榮之本黄帝鍼經曰榮出中焦衛出上焦是矣衛爲陽不足者益之必以辛榮爲陰不足者補之必以甘辛甘相合脾胃建而榮衛通是以薑棗爲使或謂桂枝湯解表而芍藥數少建中湯温裏而芍藥數多殊不知二者遠近之制皮膚之邪爲近則制小其服也桂枝

湯芍藥佐桂枝以發散非與建中同體爾心腹之邪爲遠則制大其服也建中湯芍藥佐膠飴以建脾非與桂枝同用爾内經曰近而奇耦制小其服遠而奇耦制大其服此之謂也

膠飴君一升　甘草臣二兩炙　桂枝佐三兩去皮

芍藥佐六兩　大棗使十二枚擘　生薑使三兩切

右六味以水七升煑取三升去滓内膠飴更上微火消解温服一升日三服　嘔家不用建中湯以甜故也

脾約圓

約者結約之約又約束之約也内經曰飲入於胃遊
溢精氣上輸於脾脾氣散精上歸於肺通調水道下
輸膀胱水精四布五經並行是脾爲胃行其津液者
今胃強脾弱約束津液不得四布但輸膀胱致小便
數而大便鞕故曰其脾爲約麻仁味甘平杏仁味甘
温内經曰脾欲緩急食甘以緩之麻仁杏仁潤物也
本草曰潤可去枯腸胃乾燥必以甘潤之物爲之主
是以麻仁爲君杏仁爲臣枳實味苦寒厚朴味苦温
潤燥者必以甘甘以潤之破結者必以苦苦以泄之
枳實厚朴爲佐以散脾之結約芍藥味酸微寒大黄

味苦寒酸苦漏泄爲陰芍藥大黃爲使以下脾之結燥腸潤結化津液還入胃中則大便利小便少而愈矣

麻子仁君二兩　杏仁臣一升去皮尖熬别作脂

枳實佐半斤炙　厚朴佐一尺炙去皮　芍藥使半斤

大黃使一斤去皮

右六味蜜和圓梧桐子大飲服十圓日三服漸加以知爲度

抵當湯方

人之所有者氣與血也氣爲陽氣流而不行者則易

散以陽病易治故也血與陰血畜而不行者則難散
以陰病難治故也血畜於下非大毒駛劑則不能抵
當其甚邪故治畜血曰抵當湯水蛭味鹹苦微寒内
經曰鹹勝血血畜於下勝血者必以鹹爲主故以水
蛭爲君虻蟲味苦微寒苦走血血結不行破血者必
以苦爲助是以虻蟲爲臣桃仁味苦甘平肝者血之
源血聚則肝氣燥肝苦急急食甘以緩之散血緩急
是以桃仁爲佐大黃味苦寒濕氣在下以苦泄之血
亦濕類也蕩血逐熱是以大黃爲使四物相合而方
劑成病與藥對藥與病宜雖苛毒重疾必獲全濟之

功矣

水蛭君三十枚熬 虻蟲臣三十箇去翅足熬

桃仁佐三十去皮尖 大黄使三兩去皮酒洗

右四味剉如麻豆大以水五升煑取三升去滓溫服一升未利再服

傷寒明理方論終

制方之體宣通補瀉輕重澁滑燥濕十劑是也制方之用大小緩急奇耦複七方是也是以制方之體欲成七方之用者必本於氣味生成而制方成焉其寒熱温涼四氣者生乎天酸苦辛鹹甘淡六味者成乎地生成而陰陽造化之機存焉是以一物之内氣味兼有一藥之中理性具矣主對治療由是而出斟酌其宜參合爲用君臣佐使各以相宜宣攝變化不可勝量一千四百五十三病之方悉自此而始矣其所謂君臣佐使者非特謂上藥一百二十種爲君中藥一百二十種爲臣下藥一百二十五種爲佐使三品

之君臣也制方之妙的與病相對有毒無毒所治爲病主主病之謂君佐君之謂臣應臣之謂使擇其相須相使制其相畏相惡去其相反相殺君臣有序而方道備矣方宜一君二臣三佐五使又可一君三臣九佐使也多君少臣多臣少佐則氣力不全君一臣二制之小也君一臣三佐五制之中也君一臣三佐九制之大也君一臣二奇之制也君二臣四耦之制也君二臣三奇之制也君二臣六耦之制也近者奇之遠者耦之所謂遠近者身之遠近也在外者身半以上同天之陽其氣爲近在内者身半以下同地之

陰其氣爲遠心肺位膈上其藏爲近腎肝位膈下其藏爲遠近而奇耦制小其服遠而奇耦制大其服腎肝位遠數多則其氣緩不能速達於下必劑大而數少取其氣迅急可以走下也心肺位近數少則其氣急不能發散於上必劑少而數多取其氣易散可以補上也所謂數者腎一肝三脾五心七肺九爲五藏之常制不得越者補上治上制以緩補下治下制以急又急則氣味厚緩則氣味薄隨其攸利而施之遠近得其宜矣奇方之制大而數少以取迅走於下所謂下藥不以奇耦方之制小而數多以取發散於上

所謂汗藥不以耦經曰汗者不以奇下者不以耦處方之制無逾是也然自古諸方歷歲浸遠難可考評惟張仲景方一部最爲衆方之祖是以仲景本伊尹之法伊尹本神農之經醫帙之中特爲樞要參今法古不越毫末實乃大聖之所作也一百一十二方之内擇其醫門常用者方二十首因以方制之法明之庶幾少發古人之用心焉

右注解傷寒論十卷明理論三卷論方一卷聊攝成無已之所作自北而南蓋兩集也予以紹熙庚戌歲入都傳前十卷於醫者王光廷家泊

守荆門又於襄陽訪後四卷得之望聞問切治病處方之要舉不越此古今言傷寒者祖張長沙但因其證而用之初未有發明其意義成公博極研精深造自得本難素靈樞諸書以發明其奥因仲景方論以辯析其理極表裏虚實陰陽死生之説究藥病輕重去取加減之意毫髮了無遺恨誠仲景之忠臣醫家之大法也士大夫官四方每病無醫予來郴山尤所歎息欲示之教難於空言故刊此書以爲楷式使家藏其本人誦其言夭横傷生庶乎免矣成公當乙亥

丙子歲其年九十餘則必生於嘉祐治平之間
國家長育人材命醫立學得人之效一至於此
則天下後世凡所謂教養云者可不深加之意
也夫開禧改元五月甲子歷陽張孝忠書

景定辛酉建安
慶有書堂新刊